ESSAIS

DE

TOPOGRAPHIE MÉDICALE

D'APRÈS LES DOCUMENTS

DU COMITÉ TECHNIQUE DE SANTÉ

PAR

P. JEUNHOMME

Médecin-major de première classe

PARIS

LIBRAIRIE DE LA MÉDECINE, DE LA CHIRURGIE & DE LA PHARMACIE MILITAIRES

V^VE ROZIER, ÉDITEUR,

RUE SAINT-GUILLAUME, 26

1890

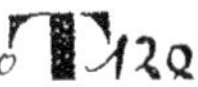

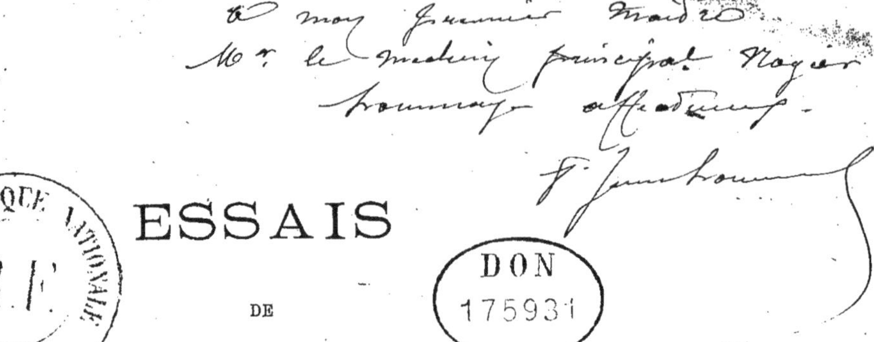

ESSAIS

DE

TOPOGRAPHIE MÉDICALE

D'APRÈS LES DOCUMENTS

DU COMITÉ TECHNIQUE DE SANTÉ

PAR

P. JEUNHOMME

Médecin-major de première classe

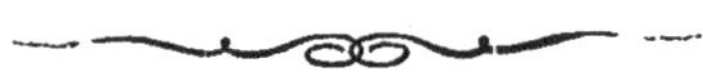

PARIS

LIBRAIRIE DE LA MÉDECINE, DE LA CHIRURGIE & DE LA PHARMACIE MILITAIRES

V^VE ROZIER, ÉDITEUR,

RUE SAINT-GUILLAUME, 26

1890

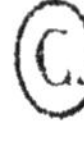

ESSAIS

DE

TOPOGRAPHIE MÉDICALE

D'APRÈS LES DOCUMENTS

DU COMITÉ TECHNIQUE DE SANTÉ

CHARENTE-INFÉRIEURE

INTRODUCTION

Les médecins militaires attachés aux armées se sont toujours fait un devoir de rédiger chaque année des comptes rendus plus ou moins détaillés, et sur l'état sanitaire des corps de troupe auxquels ils appartenaient, et sur les résultats de leur pratique dans les hôpitaux. A plusieurs reprises, le Conseil de santé leur a tracé tout un programme d'études, et parmi celles qu'il avait surtout à cœur de voir poursuivies, figure en première ligne la topographie médicale.

De telles recherches semblaient indispensables autrefois ; on était persuadé, depuis Hippocrate, que l'homme porte toujours en soi l'empreinte de la latitude et du climat sous lesquels il vit, que sa nature physique et même sa nature morale ne résistent pas aux influences des saisons. L'observation avait conduit à formuler des lois que l'on regardait comme immuables ; ainsi, on croyait que l'été créait des dispositions aux maladies où la bile joue le rôle principal, que l'automne amenait les maladies atrabilaires, engendrait la mélancolie, que l'hiver ouvrait la porte aux affections rhumatiques, pituiteuses, catarrhales, et que le froid, s'associant à la chaleur au retour du printemps, faisait paraître les dispositions inflammatoires.

Nos aînés, tout imprégnés de ces préceptes hippocratiques, excellaient en l'art de peindre les influences que les conditions atmosphériques exerçaient sur les maladies propres aux garnisons, à montrer les différences entre les mêmes maladies, selon qu'elles apparaissaient durant les grandes constitutions des solstices d'été et d'hiver, ou pendant les équinoxes du printemps et de l'automne. Quelques-uns de leurs travaux ont pu être imprimés dans notre *Recueil*, les autres ont été précieusement classés dans les cartons du Comité.

Depuis quelques années, on affirme que ces études sont inutiles, absolument décevantes, la vérité d'hier n'étant plus celle d'aujourd'hui. La science médicale, en effet, ne croit plus guère aux humeurs, aux tempéraments, aux constitutions médicales; elle va même jusqu'à nier les influences, les actions du froid et du chaud. Elle a fait un pas en avant, ou plutôt elle est revenue, avec quelques nuances cependant, aux théories oubliées d'un autre âge, à celles moitié chimiques, moitié mystiques, du grand adversaire du galénisme, Van Helmont. « De l'air, des eaux, comme de la terre, s'échappent des milliers de semences dans le sec, dans l'humide, dans le froid, dans le chaud », a dit Gœthe par la bouche de Méphistophélès. Rien de plus vrai, écrit la science moderne. Ces milliers de semences, qui sont la vie universelle, sont en même temps les agents mystérieux de nos maladies; impalpables autrefois, ils sont devenus visibles, saisissables, pondérables. Si telles sont les causes de nos maladies, si elles sont, comme on le veut, en grande partie, externes, la topographie médicale ne saurait être inutile : étudiant les milieux où elles se développent, elle peut les éclairer d'une vive lumière.

Il y a donc quelque intérêt à tirer de l'oubli les manuscrits poudreux qui ont traité ces questions des airs, des eaux et des lieux, à réaliser le désir du Conseil de santé, à faire une topographie médicale des villes de garnison de l'armée.

Mais que de difficultés pour mener à bonne fin une œuvre de ce genre! En comptant les rapports accumulés depuis le commencement de ce siècle, on constate avec peine des lacunes regrettables : des années sont sans histoire; rien sur les corps, presque rien sur les hôpitaux.

Aussi, incertain sur le résultat que l'on peut atteindre, est-on tenté de pratiquer ce que Montaigne conseillait de ne pas faire, de laisser la science dans ses cartons et de ne point l'épouser.

Je dois reconnaître qu'en lisant avec un peu d'attention ce qui reste des temps passés et ce qui a été écrit de nos jours, on s'intéresse peu à peu et on finit par se prendre, malgré tout, d'une belle passion pour ces recherches; elles ont l'avantage de ressusciter des figures à peine entrevues; elles ravivent des souvenirs effacés, rappellent un passé trop oublié ou trop dédaigné, les systèmes et les doctrines qui ont agité le monde médical.

Nos aînés, les médecins des hôpitaux, avaient des théories; on reconnaît, à leurs professions de foi et à leur pratique, qu'ils appartenaient surtout à deux écoles rivales. Les uns invoquant une tradition respectable, s'appuyant sur une physiologie prétendue orthodoxe, se bornent à observer la bonne nature, à imiter les trois lois pathologiques naturelles par les médications expulsive, spécifique, altérante. Les autres sont persuadés que pour bien connaître les maladies, il faut déterminer quels sont les organes qui souffrent et comment ils sont devenus souffrants; mais comme ils croient que le mal cause des désordres invariablement les mêmes, ils ne lui opposent qu'une médication simple, qui rappelle un peu trop la médication en faveur au XVIIe siècle : « une bonne lancette et une livre de séné ».

Capulets et Montaigus vivent côte à côte dans le même hôpital; certes, l'accord n'est pas parfait, mais enfin ces frères ennemis n'ont plus rien des haines farouches d'autrefois; point de ces bonnes entremangeries à la Gui-Patin, que Molière mettait en scène; de simples coups de plume : « La jeune école physiologique traite avec irritation une médecine vieille de vingt siècles; .....le grand secret de la pratique médicale est de parler à l'âme, de savoir allier à propos les secours moraux et les médications....., méthode hippocratique inconnue du médecin physiologique ». Ce sont là péchés véniels que le Conseil de santé se garde de censurer.

Beaucoup de ceux qui écrivent sont de fins lettrés au style étincelant; et comme si ce n'était assez de tout leur esprit pour tenir en éveil celui du lecteur, ils agrémentent leurs rapports de citations, ils font parler Hippocrate, Galien, Barthez, etc., et cela en grec, en latin, langues bien mortes pour nous.

D'autres ont gardé quelque chose de la fougue, sinon du génie de Broussais. Très certainement, quand ils étaient sur les bancs, ils devaient parfois tirer l'épée, verser un peu de leur sang pour défendre les théories de l'athlète impétueux qui avait su les entraîner par la hardiesse de ses attaques, les séduire par sa parole véhémente et colorée, les charmer par son style vif et clair, les convaincre par la simplicité de sa doctrine. Celui qui a eu, comme un maître du moyen âge, son cortège d'admirateurs passionnés, n'était pas seulement un esprit supérieur, c'était aussi un grand cœur : soldat, il a eu sur le champ de bataille le sang-froid, l'héroïsme des anciens preux; étudiant, il avait pour ses maîtres, Chaussier, Cabanis, Bichat, un véritable culte; praticien, il fut dévoué à ses malades; professeur, bienveillant pour ses élèves ; enfin, comme un homme antique, il mourut pauvre, mais laissant un nom glorieux parmi les plus illustres dont s'enorgueillisse la médecine. Et nous, en fils ingrats, nous n'avons gardé que le souvenir de quelques erreurs, oubliant que si notre art est ce qu'il voulait qu'il fût, physiologique, c'est à lui que nous le devons.

Je confesse n'avoir point trouvé dans les rapports de ses élèves ces exagérations de méthode qui ont fait tant de bruit et auxquels tout récemment encore on faisait allusion. Les médecins militaires n'ont pas, à l'exemple du disciple bien aimé, outré la pratique du maître. Entre leurs mains, les malades ne meurent pas vides de sang ou pleins de séné. Je constate même, pour la pneumonie tout au moins, plus de cures heureuses dans le camp de ceux qui usaient de la lancette que dans celui où l'on administrait à outrance la potion anodine. Les statistiques et les nécrologes sont là, curieux à comparer, le même rapport renfermant parfois le pour et le contre.

Ces adversaires disparus, leurs successeurs, pour n'avoir point de système à défendre, se déclarent éclectiques ; — l'école le voulait ainsi. — Aussi leurs rapports hospitaliers sont uniformes, leurs statistiques parfaites, leurs observations, quand ils en donnent, sont scrupuleusement notées ; mais on y chercherait en vain des principes.

Ce n'est que depuis quelques années que l'on se permet encore une fois d'avoir des idées. Les chirurgiens les appliquent avec ardeur, avec minutie : aussi leurs succès sont constants. En médecine, il n'en est pas de même ; il semble que la foi en la doctrine nouvelle ne soit pas une foi sincère ; elle n'agit point. En thérapeutique, en effet, elle paraît conduire à une négation, « à une simple méditation sur la mort ». Cette phrase cruelle qu'Asclépiade appliquait très injustement aux naturistes, — les disciples d'Hippocrate agissaient en réalité, — est ici fort à sa place. Nous, médecins, nous savons trouver l'infiniment petit, nous le contemplons, nous le cultivons, nous reconnaissons ses méfaits ; mais pour le tuer, nous n'avons pas la confiance inébranlable de M. Bouchard ; notre scepticisme veut qu'il soit impossible de nuire au microbe, sans mettre sérieusement en danger celui qui le porte, et comme nous ne croyons plus ni à Broussais, ni à Rasori, ni à Todd, ni à Hirtz, nos malades meurent plus encore de nos hésitations que de leur maladie. Cette appréciation peut sembler exagérée, fort pessimiste, mais l'épidémie si récente de grippe lui donne quelque apparence de raison. Un grand maître de la médecine moderne disait que 9 sur 10 des pneumoniques succombaient. Or que faisait-on ? De l'expectation. Notre statistique militaire est plus consolante ; sans aucun doute, on a agi.

Voilà, en quelques lignes, ce qui ressort des mémoires des médecins attachés aux hôpitaux. Les travaux des médecins de régiment sont tout autres. Eux surtout s'adonnent à la topographie médicale et, au lieu de faits particuliers, de petites questions de doctrine ou de thérapeutique, ils agitent des sujets plus généraux, ils donnent des aperçus sur la cause et le développement des endémies, des épidémies, sur leur prophylaxie.

Pour faire triompher ce qu'on leur a enseigné, ce que l'expérience leur a appris, ce qu'ils croient, il se heurtent à bien des obstacles; leur plume alerte, acerbe parfois, décrit admirablement l'incurie invétérée du soldat qu'il faut défendre et sauver malgré lui-même, l'inertie des municipalités, les hésitations des pouvoirs publics, les scrupules du génie, les réglementations surannées, arche sainte devant laquelle on s'incline. Quelques études, complètes dans leur brièveté, pleines d'idées et de choses, ne passaient pas inaperçues. Je ne puis résister à la tentation d'en exhumer des fragments; ils sont un peu étrangers au sujet que je traite, mais ils démontreront combien les meilleures choses ont de peine à s'imposer. Il faut les retracer sans cesse, les redire à toutes les oreilles pour qu'elles soient acceptées. Je prends au hasard.

Un rapport très étendu et fort bien fait du chirurgien-major Dissez, du 37e de ligne, porte en marge des notes nombreuses de la main du général Trézel. Dissez indique fort bien tous les inconvénients des fosses fixes de La Rochelle; il demande autre chose et le général de l'approuver, et de redire que l'on n'évitera l'infection « qu'en adoptant l'usage de tonneaux qui seraient enlevés à mesure de leur plénitude ».

A propos de la chaussure, il déclare n'aimer ni le soulier, ni la guêtre, surtout la guêtre de cuir; il voudrait une chaussure blessant un peu moins le pied du soldat. Le général Trézel met en marge : « Malgré la décision du Comité d'infanterie, qui a adopté la guêtre de cuir, je persiste à croire qu'il y aurait grand avantage à donner au soldat une chaussure qui servît tout ensemble de soulier et de guêtre, à l'imitation des Russes et des Hongrois ». Le médecin-major en veut au col d'habit qui étrangle le cou, à la veste qui ne couvre ni la région épigastrique, ni les vertèbres lombaires, à la capote qui ne dépasse pas assez le genou, aux baudriers en croix, en usage alors, qui comprimaient le thorax, gênaient la respiration; le général met partout : « très juste, très vrai ». Il est parfois très radical notre collègue : il ne demande rien moins que la démolition de la caserne de Rochefort, qui est insalubre, qui, depuis

12 ans, réclame des réparations que l'on ajourne, parce que son occupation n'est que provisoire. Le général Trézel est plus modéré dans ses vœux : « il est seulement indispensable de ne plus faire coucher d'hommes au rez-de-chaussée ». Et cette plaie qui nous est à peu près inconnue, la gale, comme il en indique bien la cause : « Trop souvent le soldat, arrivant trempé, harassé de fatigue, dans une ville, se voit renvoyé de la maison qui lui est attribuée de par son billet de logement, condamné à chercher ces réduits inhospitaliers où il ne trouve que l'insomnie et la malpropreté. Il reproche amèrement aux propriétaires leur manque de courtoisie, de sollicitude envers ceux qui sont comme voués à la mort pour la défense de la patrie commune. Le général ajoute : « ce n'est que trop vrai, et c'est dans ces maisons de logeurs que le soldat prend la gale ». Et en voici la preuve : je vois des régiments, après 20, 30 étapes parcourues, avoir aux infirmeries ou à l'hôpital 100, 150 hommes pris de cette affection.

Ce sont là minces détails et pourtant j'admire, je loue ceux qui consacrent à leur succès tout leur cœur, toute leur intelligence, car ils importent au bien-être, au salut de l'armée. Pendant 60 années, ils les ont exposés en vain sous toutes les formes ; aujourd'hui seulement la cause est gagnée, ayant été défendue avec opiniâtreté par le corps de santé.

N'est-il pas plus intéressant encore de voir comment, dans ces écrits, sont traitées les grandes questions d'hygiène, de mettre en saillie les efforts de ceux qui livrent le bon combat, de rechercher si, les résistances une fois vaincues, les conditions des airs, des eaux, des lieux modifiées, les maladies endémiques ou épidémiques se sont atténuées ou ont disparu ? Ce travail, je vais le tenter pour le département de la Charente-Inférieure, dont les villes de garnison n'ont pas toujours été hospitalières pour nos soldats. Une maladie essentiellement évitable, la fièvre palustre, y sévissait avec fureur. Je regrette de ne pouvoir la suivre fort loin dans les temps ; mais son histoire récente est encore assez triste ; elle montre suffisamment comment des pays jadis prospères, peuplés, sont ruinés par elle, comment ils renaissent par le travail et l'hygiène.

Le rapport le plus ancien ne date que de 1828. Il est signé de deux noms qui ont marqué dans le corps de santé : Gasté, Godelier. L'un de ces médecins distingués, après avoir couru le monde à la suite des armées et conquis une juste notoriété dans les concours, est mort au champ d'honneur, médecin en chef de l'armée d'Afrique ; l'autre — des générations de médecins militaires l'ont eu pour professeur au Val-de-Grâce — s'est éteint plein de jours dans cette ville de La Rochelle, dont il nous a laissé une description topographique excellente.

I

TOPOGRAPHIE. — HISTORIQUE.

Traversée par le 46e degré de latitude Nord et le 3e de longitude Ouest, ce département est l'ancienne Aunis et un peu le Poitou et la Saintonge. Pays sans accidents de terrain bien marqués, pays de plaines grasses, il est comme un champ clos où se donnèrent trop souvent rendez-vous peuples du Nord et peuples du Midi. La vieille race kimrique eut à le défendre contre les Romains, qui lui ravirent sa liberté, mais qui lui donnèrent en échange tous les arts. Ses richesses tentèrent Alains, Wisigoths, Arabes, Normands, Aquitains, Anglais, qui pendant des siècles le rançonnèrent sans merci. Guérie de ces maux, forte par ses vaisseaux qui couraient toutes les mers, riche par son commerce avec un monde nouveau qu'elle contribuait à coloniser, cette race, aussi mobile que l'Océan, dont elle subit l'influence et dont elle a le calme et les fureurs, est prise du vertige ordinaire à tous les fanatismes ; elle rêve d'un État dans l'Etat, elle se divise un jour, s'arme au nom d'un Dieu de paix et les villes gardent encore des traces des luttes intestines.

Sont-ce les Alains et les Anglais qui ont altéré le type? la race a les cheveux moins foncés, les yeux plus clairs que Bretons et Aquitains, qui sont aussi des Kimriques. La taille est assez élevée (moyenne 1^{m},659), et, au point de vue du recrutement, l'aptitude physique laisse peu à désirer : en 1884, sur 3,660 jeunes gens examinés, 405 étaient impropres au service. On ne comptait que 427 illettrés ; point de réfractaires dans la région.

Le sol de la Charente. — Le terrain crétacé et le jurassique en forment le squelette apparent. Ses hauteurs, dont les plus élevées ne dépassent guère 60 mètres, descendent par gradins des derniers contreforts des collines du Poitou et du Périgord. Elles forment à l'Est « le bocage », qui est sans bois, mais non sans vignes estimées. Les gourmets déplorent que le phylloxera les ait en partie détruites et n'acceptent pas volontiers comme « fine champagne » les produits frelatés venus en ligne droite de Berlin, qui inondent les caves charentaises. — Dans les vallons qui se dirigent généralement du S.-E. au N.-O. coulent des rivières aux eaux cristallines, dont les principales, la Charente, la Seudre, la Sèvre niortaise ont embouchure dans la mer. Dans le « marais », elles s'avancent avec lenteur, retardées encore par le flot, qui les rend navigables sur une assez longue étendue et qui a l'inconvénient de leur apporter un limon jaune, sale, envahissant fonds et berges.

L'Océan, qui livre aux côtes des assauts perpétuels, engloutit peu à peu ce qu'il a lentement désagrégé. Que sont devenus l'isthme qui reliait Aix au continent, les villes importantes de Montmeillan, de Châtelaillon, la cité légendaire d'Antioche? Emportés par les vagues ; et les îles d'Oleron, de Ré, restes de l'ancien littoral, séparées de la terre par le Maumusson et le pertuis Breton, sont menacées du même sort.

Si la mer détruit, elle répare aussi, mais toujours en marâtre : dans les baies, à l'abri des promontoires où elle est moins inquiète, agitée, elle élève les bords, les fonds, ici avec des sables qui marchent, là avec des alluvions glaiseuses qu'elle apporte de Vendée ou peut-être de Bretagne, le sol crétacé de la Charente-Inférieure n'en présentant nulle trace. Sur ce sol, dont les bords relevés font obstacle à l'écoulement des eaux vers la mer, et dont le fond argileux est imperméable, l'homme ne peut vivre que par des prodiges d'ingéniosité. A force de labeurs, il avait endigué les marais importants, d'autres avaient été drainés, desséchés, transformés en gras pâturages ; de ceux que la mer envahissait périodiquement, il avait fait des marais salants, source de richesses considérables. Mais quand vint la guerre longue, désastreuse pour le commerce des ports, mortelle pour l'agriculture qu'elle privait de bras, quand la concurrence des salines de l'Est ruina en partie l'industrie florissante des sauniers, la mer reprit ses droits, elle redevint ennemie : les digues une fois rompues, les canaux comblés, ces cuvettes d'argile, qui ne couvrent pas moins de 70,000 hectares, se transformèrent en véritables cloaques où bêtes et gens traînaient une misérable vie. Graminées, légumineuses refusaient d'y naître, ou poussaient gigantesques, grossières et sans saveur. Avec les chaleurs, tout desséchait, périssait; emporté par les vents que n'arrêtaient ni forêts ni montagnes, puisqu'il n'en existe pas, l'air empesté se répandait partout. C'est dans ce triste voisinage que se trouvent toutes nos villes de garnison. Chacune d'elles mérite une description particulière.

La Rochelle. — Assise sur les bords de la mer, sur le rocher de formation corallienne qui perce les alluvions marines ou bri, elle a néanmoins un pied dans la vase. Là, les maisons bâties sur pilotis ont rencontré le redoutable termite, dont le travail occulte est une menace de mort pour leurs habitants.

La Rochelle n'a d'histoire que depuis l'an mille. Elle a grandi rapidement : les tours de la Chaîne, de Saint-Nicolas, de la Lanterne, la porte de l'Horloge, attestent qu'elle fut redoutable au XIVe et au XVe siècle; son admirable hôtel de ville, qui date de la Renaissance, dit qu'elle fut prospère et qu'elle aima les arts. Ce que l'on devine de l'immense digue de pierre qui l'enserra comme un carcan, brisant toutes les résistances, domptant même les fureurs de la mer, rappelle une épopée héroïque, mais horriblement sanglante, dont la ville semble toujours souffrir; car son port, en 1828, est presque silencieux et sa population est trop à l'aise dans ses murs, — 15,000 âmes au lieu de 35,000. — Le goût des lettres, des sciences naturelles semble faire oublier celui des expéditions lointaines : la ville se recueille pour revivre un jour. En 1846, V. Colin, médecin-major, disait dans son rapport : « Les vertus caractéristiques des habitants sont la franchise, la douceur, l'amour de l'ordre. Tous les devoirs qu'imposent l'humanité, la famille, la patrie, ils les remplissent religieusement. »

Les rues, un peu tortueuses, sont suffisamment larges; quelques-unes sont bordées de porches, arcades basses, sombres, à colonnes trapues qui semblent inviter aux conciliabules, aux conspirations. Les maisons, — il en est de fort anciennes qui ne sont pas sans originalité et sans grâce, — ont cet air de propreté hollandaise qui est un peu la règle dans toute habitation de marin. Des jardins, un peu partout. Les puits ne donnent qu'une eau séléniteuse, saumâtre, mais les eaux captées à 6 kilomètres de la ville sont bonnes.

Le thermomètre n'indique que rarement les températures extrêmes : — 7° et + 36°. Ici, comme sur toute la côte, la mer tempère les ardeurs de l'été, les rigueurs de l'hiver; c'est encore un peu le climat girondin. Le printemps est précoce, l'automne doux, mais brumeux. Température moyenne, + 12°; jours pluvieux, 143, avec 638 millimètres d'eau. La ville est ouverte à tous les vents; aussi, dans la même journée, on passe sans transition du froid au chaud, du chaud au froid. Les vents les plus fréquents sont ceux du N.-O., du S.-O. et du N.-E.

Le port est au sud-sud-ouest de la ville; chenal, havre d'échouage, bassins à sec par les marées basses, impressionnent désagréablement l'odorat, leur fond étant vaseux. Plus au sud, envahi périodiquement par la mer, se trouve le vieux marais des Minimes; au sud-est sont quelques marais salants encore en exploitation. Au nord-ouest, près du village de Lafond, existent, comme une réduction de la Basse-Vendée, des ruisselets nombreux et tranquilles, protégés contre le soleil par l'ombre épaisse des arbres. Ce minuscule marais ne semble pas dangereux par lui-même, mais des canaux non endigués et sans pente, à travers une plaine aride et nue, conduisent lentement l'excès de ses eaux boueuses vers les fossés des fortifications; les eaux des lavoirs de Lafond s'y mêlent et, périodiquement, les eaux salées de la mer. Pour rendre ce mélange plus fétide encore, on y projette tous les détritus organiques de la ville. Tout s'écoule vers la mer en longeant le flanc ouest des murailles; la nappe d'eau est faible, la vase considérable; aux syzygies le fossé est un instant à sec.

C'est dans le voisinage du confluent des eaux douces et des eaux salées, près de ce dépotoir des choses sans nom, que se trouvent, adossées aux remparts, les deux principales casernes. Ces deux pavillons rectangulaires, élevés sur les plans de Vauban, désignés par les lettres A et B, sont séparés l'un de l'autre par la largeur de la rue qui passe sous la porte Dauphine. Ils sont à deux étages et à combles. Les fenêtres des chambres s'ouvrent au nord et au sud. Les pièces du rez-de-chaussée, qu'assombrissent du côté nord le rempart et une allée de tilleuls, sont froides et humides; celles des étages sont claires et sèches; celles des combles, glaciales l'hiver, étouffantes l'été. 112 chambres en tout, renfermant 1,600 lits. 10 mètres cubes d'air au plus par homme, et pas de ventouses pour le renouveler, l'ouverture des fenêtres est le seul procédé de ventilation en usage.

L'infirmerie est au deuxième étage du pavillon B; une trentaine de lits dans deux chambres; pas de pièce pour les bains.

Les latrines sont isolées, mais à fosse fixe, sans cheminée d'appel; elles flanquent, à une certaine distance cependant, le pignon ouest de la caserne A, le pignon est de la caserne B et sont néanmoins pour les chambres une source d'infection.

La caserne de Sainte-Claire, vieux couvent à deux étages peu élevés, destiné de temps immémorial à la compagnie hors rang, est orientée de l'est à l'ouest; elle est à 200 mètres de la porte Dauphine, à 100 mètres du rempart ouest.

Le couvent des Cordeliers, assemblage de masures accolées les unes aux autres, fort surprises de se tenir debout, est une caserne d'occasion; elle abrite le trop plein des autres pavillons. Située dans la partie est de la ville, la dominant en quelque sorte, éloignée des remparts, entourée de jardins, on ne trouve à lui reprocher, au point de vue de l'hygiène, que l'état horrible de ses latrines, qui flanquent sa cuisine.

Je cite pour mémoire trois autres établissements, le couvent des Jacobins, le refuge de mendicité, l'arsenal d'artillerie, situés dans la partie sud-est de la ville et remarquables par leur grand air de vétusté. Ce sont encore des abris de fortune.

L'hôpital militaire porte, gravé au-dessus de son entrée à colonnes corinthiennes, un nom cher aux Rochelais, celui d'Aufrédi, qu'il a conservé. Administré par les sœurs de la Sagesse « dont la pudeur excessive ne permet pas l'examen complet d'un malade au moment de la visite », il ne présente pas, aux yeux de Gasté, des conditions hygiéniques parfaites. Il repose cependant sur le roc, et ses murs épais semblent bâtis pour l'éternité; il est isolé par trois rues et la place d'armes, des habitations voisines. Mais à l'est, il est écrasé par la cathédrale, et Gasté a horreur des cloches qui, « pour honorer les morts, font mourir les vivants ». L'hôpital n'a recherché, ni cette ombre, ni ce bruit; il est du XIIIe siècle, la cathédrale, elle, est du XVIIIe. Il a façade sur deux rues, celles qui sont à l'est et au sud. A la hauteur de la porte d'entrée qui regarde le sud est une autre aile, parallèle à celle de l'est, et toutes deux sont reliées par un pavillon central. Cour au milieu de l'hôpital, jardin du côté nord, jardin du côté ouest, galerie très vaste et très claire au rez-de-chaussée de l'aile perpendiculaire à la façade sud, servant de promenoir aux malades. Les salles sont spacieuses, hautes de plafond, mais les fenêtres, à trois mètres du plancher, leur donnent un aspect claustral. La vue sur le monde extérieur semble interdite. Point de ventouses, de sorte que l'air des couches inférieures ne se renouvelle guère. 160 lits aux deux étages, 140 au rez-de-chaussée, ceux-ci réservés en grande partie aux condamnés aux travaux publics de Belle-Croix. Ces salles inférieures, parquetées, sont toujours humides.

Les latrines, à fosse fixe, mal situées, infectent l'édifice. La pharmacie est admirable, lambrissée en vieil acajou masssif, ornée de poteries anciennes, mais les bains manquent; il y a un hôpital de siège, à salles voûtées à l'épreuve de la bombe, mais point de buanderie. Les choses accessoires, si nécessaires dans un hôpital, ont été oubliées : vestiaire, salle de désinfection, etc.

Telle était la situation de la ville et des établissements militaires en 1828. Le temps a apporté à cet état de choses quelques modifications heureuses. Je me borne à signaler celles qui intéressent le monde militaire et qui toutes sont dues à la ténacité, à la justesse des observations des médecins militaires. Voici ce que sont devenus casernes et hôpital :

Les casernes A et B n'ont pas changé d'aspect, mais elles ont été restaurées, entourées de vastes cours; les eaux sales vont à l'égout. Les rez-de-chaussée, inévitablement humides, ne sont plus habités par les hommes, les chambrées des deux étages sont ventilées et le cube d'air par lit est de 15 mètres. Ce ne sont plus que des dortoirs. Les latrines n'infectent plus, les pavillons étant à tinettes mobiles. Le couvent des Cordeliers est devenu, depuis 1877, une caserne neuve, une caserne modèle : corps de bâtiment rectangulaire à trois étages, exposé de l'est à l'ouest, isolé des habitations. Le cube d'air est de 15 à 16 mètres; les urinoirs sont bien disposés, trop voisins cependant des cantines. Les salles de police et prison y sont plus sèches, plus aérées que celles de la porte Dauphine. C'est aux Cordeliers que l'on a édifié un pavillon isolé pour l'infirmerie : au rez-de-chaussée, salle de visite, réfectoire, salle de bains, tisanerie, latrines, une salle de malades; à l'étage une chambre pour les sous-officiers, deux chambres pour les soldats malades, une chambre pour les infirmiers. 35 lits en tout, 15 mètres cubes d'air par lit. Un jardinet entoure l'infirmerie. Eaux de pluie et eaux sales ont le tort de couler à ciel ouvert. C'est le seul reproche à faire à cette caserne admirablement située, bien ensoleillée, placée au milieu d'une vaste cour plantée d'arbres, destinée à un gros bataillon.

Le couvent des Saintes-Claires ne s'est que peu modifié : les fenêtres restent petites et rendent difficile l'aération des chambres à plafond fort bas. On y a établi deux urinoirs, mais on a oublié de les couvrir.

Le couvent des Jacobins, propriété de l'artillerie, accidentellement occupé par l'infanterie, reste fort délabré. Six chambres sont dallées, leurs plafonds sont bas; la cour humide, non pavée, est un cloaque où croupissent fumier et immondices. Les cuisines qui flanquent le pavillon sont sans cheminées. C'est dans ce réduit mal aéré que l'on place les soldats malingres qui viennent prendre des bains de mer.

L'asile de la mendicité dont on a voulu faire, à un moment donné, l'hôpital militaire, est une ruine. Sur les glacis Est se trouvent encore des baraques, que j'aurai l'occasion de décrire. Elles ne sont que bonnes à faire du feu, néanmoins on les utilise encore à l'époque des convocations.

L'hôpital Aufrédi a à se plaindre de la situation qui lui est faite par la faiblesse de la garnison : on l'a trouvé trop vaste, trop coûteux à entretenir pour une ville si dépourvue de soldats. Génie et campement ont pris gîte au rez-de-chaussée et dans une partie des étages. L'hôpital est réduit à 10 chambres, à moins de 100 lits. Qu'adviendra-t-il si une épidémie sérieuse vient à éclater, et comment assurer l'isolement des contagieux? Gros problème que l'on a trop oublié. Les salles qui sont occupées aujourd'hui par les malades sont proprettes, à parois vernissées, à plancher ciré. Elles sont mieux aérées qu'autrefois. Le service des bains est assez largement installé ; il devrait être plus complet encore, il devrait comprendre des aménagements spéciaux pour pouvoir donner des bains d'eau salée. L'hôpital recevant, pendant la saison chaude, les convalescents de toute la région qui viennent demander à l'hydrothérapie marine le rétablissement de leur santé, il est parfois nécessaire de leur donner autre chose que les bains de lame, les bains froids de la plage. Le médecin-major Gils voudrait l'eau de mer transportée à l'hôpital, administrée chaude, en bains ou en douches ; elle referait la santé des débilités, des anémiés, bien mieux que l'immersion dans la mer, qu'ils ne supportent pas toujours.

Ile de Ré. — L'ile de Ré montre partout l'étage moyen du terrain jurassique, que l'on trouve dans les environs de La Rochelle. Peu élevée au-dessus de la mer, elle se laisse envahir au sud-ouest par les sables, au nord-est par le bri. Sa pointe ouest, sans cesse battue par la mer sauvage, est sérieusement menacée. Le long des côtes sud et est sont des rades sûres. Le climat est celui de La Rochelle, plus doux encore, mais plus humide. La neige y est inconnue, les orages y sont rares. Sur cette langue de terre fort plate, de 7,000 hectares, vit une population dense, active, intelligente, composée de cultivateurs, de sauniers, de pêcheurs. Elle a su résister aux Anglais quand ils tentèrent de secourir La Rochelle. La citadelle et la caserne de la Flotte sont à l'extrémité ouest de la petite ville de Saint-Martin; elles peuvent donner asile à deux bataillons. Les chambres sont peu élevées, peu aérées, fort misérables, mais l'espace n'y manque pas. Au besoin, le fort de la Prée, à 7 kilomètres de là, peut recevoir une compagnie. Un petit hôpital civil et militaire supplée à l'infirmerie; quand il est insuffisant, les malades sont évacués sur La Rochelle. Le bataillon a la garde des condamnés qui prennent la voie de Nouméa ou de Cayenne.

Rochefort. — A 22 kilomètres de l'embouchure de la Charente, sur un relief de grès vert et de calcaire à caprinelles, incliné du nord au sud, Louis XIV fit construire une ville, sans tenir compte des conditions des airs, des eaux et des lieux. Il voulait un refuge pour ses vaisseaux, il le paya au prix d'hécatombes humaines. Une population si considérable a fini par l'envahir qu'elle mériterait d'être le chef-lieu du département si, comme tout port de guerre, elle n'était fermée au commerce, à l'industrie.

C'est sur la rive droite de la Charente que Rochefort est située. Construite en forme de damier, comme toutes les villes de l'époque, ses rues sont larges, perpendiculaires les unes aux autres, bien pavées; les avenues plantées d'arbres sont nombreuses. Les habitations sont coquettes, luxueuses même, à plusieurs étages, inondées d'air et de lumière. Dans la région nord, la plus élevée et la plus éloignée de la Charente, fut édifié, au siècle dernier, un hôpital de

1000 lits. Dessiné en forme d'H, il a des pavillons pour les blessés, les fiévreux, les enfants de troupe, les contagieux. Admirable alors dans ses dispositions, Michel Lévy, après une inspection faite en 1857, écrivait ceci : « Cet hôpital présente des conditions si exceptionnelles sous le triple rapport de l'hygiène, des soins curatifs et du confort, que je dois me borner à le signaler comme le modèle des établissements de ce genre ». Il est encore admiré aujourd'hui ; il ne lui manque que des pavillons d'isolement.

Nos troupes n'ont pas toujours trouvé dans la ville un casernement sain, habitable. D'après les rapports anciens, elles ont occupé : 1° l'ancien hôtel Tréville et quelques maisons voisines que la ville avait achetées. Les étages pouvaient encore passer, mais les rez-de-chaussée étaient horriblement humides. 5 à 600 hommes y trouvaient place ; 2° près du port marchand, on loua, à un moment donné, une habitation, — deux vastes greniers, — pour une compagnie ; 3° par exception, on donna asile à des fractions détachées dans la belle caserne de Joinville, réservée à l'infanterie de marine ; 4° la caserne de Charente, restaurée, devint, jusqu'en 1872, l'habitation de l'infanterie de terre. L'infirmerie, reléguée d'abord dans les combles étouffants de l'hôtel Tréville, fut installée dans une annexe, rue des Fonderies. Aujourd'hui, l'hôtel reconstruit est devenu la caserne Tréville, et c'est elle qui, définitivement, reçoit nos soldats. Elle est bien aérée ; ses ouvertures sont au nord et au sud ; les chambres sont grandes, les lits suffisamment espacés, et l'encombrement n'est pas à redouter. Les latrines sont assez éloignées du corps principal pour n'être point une cause d'infection ; les matières vont à l'égout.

L'infirmerie est située dans un bâtiment spécial ; elle se compose de 4 chambres pour malades, d'un cabinet, salle de visite, d'une tisanerie, d'une salle de bains. C'est très suffisant pour une garnison réduite à un bataillon.

Presque toutes ces casernes sont placées dans la partie nord de la ville ; celle de Tréville est plus éloignée du fleuve que la caserne de Joinville, et surtout que celle de Charente.

Des digues, des quais emprisonnent la Charente ; les

égouts débouchent, près des remparts, à la pointe sud, qui est la partie la plus déclive de la ville. Il n'y a donc dans celle-ci aucun foyer d'infection autre que les vases mêmes de la Charente, qui sont en partie découvertes par le flot deux fois le jour. Mais dans le nord, dans le sud, dans l'est, à une courte distance des fortifications, se trouvent des marais innombrables ; sur la rive droite : marais de Voutron, de Villeneuve, de Fouras, de Ciré, de Muron ; sur la rive gauche : marais de Moëze, de Saint-Agnan, de Brouage, de Marennes, etc. Ils sont en partie desséchés ou inondés d'eau douce six mois sur douze, ou salants ou gâtés. Les canaux de Brouage, de Saint-Agnan, de Charras, remédient un peu au mal, mais que de travaux restent encore à faire pour transformer en prairies ce qui est sous l'eau croupissante, une partie de l'an !

Dans la ville, l'eau potable manquait presque absolument. Celle de la Charente, recueillie à mi-jusant, était, malgré tout, saumâtre, et les puits creusés ne donnaient qu'une eau sulfatée, chlorurée et aussi azotée, en raison des puits perdus du voisinage. On avait bien capté quelques bonnes sources à Fourangeard, mais elles suffisaient à peine aux besoins de l'hôpital et de l'arsenal. En 1861, l'État s'imposa extraordinairement, laissa forer dans la cour de l'hôpital un puits artésien. On comptait trouver l'eau sous l'étage kimméridgien, à une profondeur d'une centaine de mètres. La sonde descendit à 856 mètres, dans les terrains de transition ; la nappe qui en jaillit est limpide, mais nullement potable ; elle a une température de 42°, est alcaline, légèrement sulfatée, ferrugineuse, thermo-minérale en un mot, excellente pour bains et douches.

Tout récemment, la ville fit entreprendre des travaux considérables qui amenèrent des eaux potables du petit village de Châteauroux ; les casernes en sont pourvues.

Rochefort, plus éloignée de la mer que La Rochelle, a un climat peu différent, plus chaud et peut-être plus humide ; la température moyenne est de 13°, la pression barométrique 759.2, l'humidité 79.6. Il y a moins de jours de pluie, mais la quantité d'eau qui tombe est plus considérable : 746^{mm}. Les vents du sud dominent en été, ceux du nord-ouest et du nord-est sont assez fréquents; les plus violents et les plus redoutés des marins sont ceux du sud-ouest.

La population fixe, en 1828, était de près de 14,000 âmes; la population flottante de 3,200.

Iles d'Aix et d'Oléron. — Ces deux îles qui sont en face de l'embouchure de la Charente, protégeant la rade contre les vents d'Ouest, ont la même constitution géologique que le littoral : calcaire à caprinelles à Aix, zone de grès vert à Oléron.

La minuscule île d'Aix a une petite population de pêcheurs. Dix formidables batteries la défendent. Les casernes du fort La Rade, celles de Vaudreuil et de Montalambert sont des pavillons à rez-de-chaussée seulement, à peine surélevés au-dessus du sol, à murailles en maçonnerie fort minces. Les casemates du fort Liédot, en revanche, sont à l'épreuve de la bombe. Les casernes peuvent renfermer 400 hommes, les casemates 50; 14 mètres cubes d'air sont assurés à chaque homme. L'hôpital, dans ses trois chambres, peut renfermer 60 lits. Il n'en possède que deux, n'étant qu'une infirmerie de premier secours.

L'île d'Oléron est plus étendue, plus accidentée, mais moins peuplée que Ré; ses pêcheurs sont moins nombreux, moins audacieux; il est vrai que ses côtes ont plus d'écueils et qu'elle a à l'est le perfide Maumusson; du sud-ouest au sud, des dunes de sable; au nord-est, des marais salants. Elle avait autrefois des bois touffus, il ne lui reste que de maigres bosquets, mais elle a gardé ses herbes, ses œillets au parfum exquis. Ne leur doit-elle pas son nom, *insula Olerum?* Les habitants le croient, mais les géographes prétendent que Uliarus (Oléron) ne dérive pas d'Ulex. L'air y est vif, salin. Les vents d'est et de sud-est sont tempérés, ceux d'ouest violents; pendant l'été, ceux du nord-est sont redoutables : ils portent la fièvre. Les eaux des puits sont saumâtres, celles des citernes lourdes, celles des sources fraîches et limpides. La citadelle, qui date de Louis XIII et que Vauban a achevée, renferme 2 casernes à rez-de-chaussée et à étage, qui peuvent contenir 688 places. Dans l'ouvrage à cornes qui défend le château, il y a encore deux pavillons à simple rez-de-chaussée pouvant abriter 150 hommes.

La marine, aujourd'hui, tient garnison à Oléron; elle y garde elle-même ses disciplinaires, et comme elle recueille à Rochefort les malades des deux îles, l'hôpital du château d'Oléron est devenu le casernement de la compagnie d'instruction de l'infanterie de marine. L'hôpital qui, en cas de besoin, peut reprendre son affectation première, est un bâtiment rectangulaire à deux étages, ayant cour et jardins. En avant de l'hôpital, du côté de l'esplanade, dépendances assez considérables où ont pris racine tous les services accessoires de la place. 150 lits peuvent y être installés. Les forts du Saumonard et de Boyarville, qui défendent la rade de Rochefort, ont des casemates sérieuses.

Le Brouage. — Placé au fond d'une baie qui communiquait avec la Seudre, le Brouage a eu de beaux jours. A l'époque de l'occupation romaine, il a été le *portus Santonum.* Avant et pendant les guerres de religion, ses murs renfermaient 10,000 âmes. Son commerce et son importance militaire déplurent à sa rivale La Rochelle; comme il tenait pour le roi, la cité huguenote fit couler dans son port 20 navires chargés de pierres. Premier désastre; puis le Maumusson devint redoutable, ses fonds crûrent, les eaux douces coulèrent plus difficilement vers la mer, les marais entourèrent la ville, où le mouvement finit par s'éteindre. Depuis le siècle dernier, bastions, murs crénelés, maisons croulent; pourtant quelques rares habitants au teint jaune, au ventre saillant, aux membres grêles, vivent là, ruines humaines au milieu d'autres ruines. On ne les y verrait plus si l'État n'avait conservé dans cette solitude, au milieu des tombeaux, la plus importante de ses poudrières, que garde et défend une fraction de compagnie.

Saintes. — La vieille capitale des Santones et de l'Aquitaine deuxième, bien déchue aujourd'hui, a gardé de sa splendeur passée de beaux restes : arc de triomphe, amphithéâtre, autre Colisée, etc. Située au centre du département, elle s'élève sur les deux rives de la Charente, domine de son banc de grès vert tout le cours inférieur du fleuve. Elle a le climat humide des deux autres villes du littoral, est ouverte comme elles à tous les vents. Si elle est loin des marais, les débordements de son fleuve transforment en lacs ses prairies basses, d'où l'eau ne s'écoule que lentement et où reste la vase. Les marées s'y font sentir encore; les vents d'ouest lui amènent les brouillards de l'Océan.

L'eau de la rive droite, prise dans des puits forés jusqu'au niveau de la rivière, est de qualité médiocre, légèrement chlorurée et sulfatée; celle de la rive gauche, de la vieille ville romaine, est infiniment meilleure.

La caserne, ancien couvent de demoiselles nobles, a gardé la physionomie et la distribution intérieure d'autrefois. Elle n'était au début qu'une série de pavillons de formes et de dimensions variables, parallèles à la rive droite du fleuve, séparés les uns des autres par des cours, des jardins, terminés par un préau de grande étendue, excellent terrain pour les exercices. Quelques-uns des pavillons seulement restent debout. Le plus important, orienté E.-O., a à ses deux étages de nombreuses cellules donnant sur de vastes corridors. Les cellules ont de trois à quatre lits; elles sont suffisamment aérées, ni trop chaudes, ni trop froides. Le grand grenier placé au-dessus offre tous les inconvénients des pièces basses et mansardées.

L'ancienne chapelle flanque ce pavillon; le portail, de style roman, à moitié enterré, ouvre sur des écuries; un plancher a coupé la chapelle en deux, et à l'étage se trouvent de vastes salles mal aérées, un peu humides, la voûte ogivale faisant plafond.

Dans un pavillon isolé, un peu délabré, est l'infirmerie.

Accidentellement, la troupe a occupé : 1° l'hôpital de 200 lits que la marine a fait élever jadis pour les vieux paludéens de Rochefort; 2° l'ancienne mairie.

Ces deux habitations furent abandonnées en 1883 ou 1884, lorsque fut achevée la caserne neuve bâtie à 60 mètres du couvent de l'Abbaye, qui a été décrit. Cette caserne, orientée E.-O., a trois étages; elle peut contenir de 900 à 1000 hommes. Le cube d'air a été trop parcimonieusement mesuré — 13 mètres cubes d'air par homme; — il est vrai que l'on a songé à le renouveler en créant des impostes mobiles aux fenêtres. Là, comme dans toutes les autres villes de garnison, les latrines ont été et sont encore une cause d'infection pour l'habitation; le système en vigueur est le système diviseur.

C'est sur l'emplacement de l'ancien Capitole que se trouve l'hôpital, à la fois civil et militaire, composé de vieilles constructions souvent réparées, surtout en 1841. L'éminence de grès vert qui le porte domine le fleuve et la ville; elle est à pic à l'est, au sud et à l'ouest; de vastes jardins plantés d'arbres s'avancent jusqu'à la crête du rocher. Nos malades sont aujourd'hui isolés des civils, placés au premier étage d'un pavillon qui regarde à l'est et à l'ouest, dans des salles bien claires et bien aérées. En cas de besoin, l'administration peut mettre 100 lits à la disposition du monde militaire.

II

PATHOLOGIE

Fièvre palustre.

De toutes les maladies infectieuses, la fièvre palustre est celle qui dépend le plus manifestement de conditions particulières du sol; l'action des airs, des météores, est secondaire en quelque sorte : elle active ou atténue, rend virulentes ou tue les générations d'infiniment petits que la nature du sol engendre. La description topographique si écourtée qui vient d'être faite indique une région éminemment favorable au développement de la maladie; pourtant celle-ci ne menace pas également toutes les villes de garnison. Au point de vue de l'influence qu'elle peut exercer sur elles, on peut les répartir en trois zones. Dans la première, et par ordre d'immunité, sont les îles d'Aix, de Ré, d'Oléron. Elles sont éloignées des foyers de genèse du poison tellurique; les vents seuls peuvent le leur porter; or ceux d'est sont les plus rares. Aussi les rapports disent-ils que presque toujours elles ont échappé à la fièvre, si bien que dans les années mauvaises elles ont pu servir comme de sanatorium aux bataillons éprouvés sur le littoral. Je n'ai donc pas à rapporter pour elle l'histoire d'épidémies, d'endémies telluriques : elles n'ont pas existé.

Dans la deuxième zone se trouve Saintes. Elle n'a à redouter que ses plaines parfois inondées et l'action des vents d'ouest qui, rasant les marais de Brouage et de Marennes, lui portent à la rigueur leurs produits délétères. Si endémie palustre il y a, son histoire est difficile à écrire. Il n'est en effet que quelques rapports qui indiquent avec une certaine exactitude le chiffre des fièvres intermittentes contractées à Saintes même. Le nombre n'est jamais considérable : « Dans les années à épidémies, 12 à 23 hommes sont pris sur un effectif de 600. » D'autres rapports se bornent à dire : « A Saintes, les fièvres intermittentes sont d'une extrême rareté » ; ou encore « les fièvres palustres, si peu communes à Saintes, ne sont ni inflammatoires, ni bilieuses, ni adynamiques, elles ne récidivent jamais ».

Cependant, si l'on devait ajouter foi à la statistique de l'armée, on marquerait Saintes d'une croix noire. Mais, comme l'a écrit Forget, la statistique est une bonne fille, elle se livre au premier venu et dit tout ce que l'on veut. Ainsi de Saintes elle raconte que son hôpital est peuplé chaque année de paludéens ; elle oublie ce commentaire : la garnison de Saintes relève périodiquement celle de Brouage, celle de Rochefort et ce sont les intoxiqués de ces villes qui remplissent son hôpital. Une étude attentive des rapports anciens et récents me force à conclure que la fièvre palustre n'existe pas à l'état endémique à Saintes ; elle n'y paraît que très accidentellement, et dans la ville basse seulement, sous l'influence des deux causes que j'ai indiquées : inondations de la Charente, vents qui ont passé sur les marais infectieux du Brouage.

Dans une troisième zone, je classe La Rochelle, Rochefort et Le Brouage, La Rochelle moins menacée que Rochefort et cette ville moins que Le Brouage.

Brouage. — J'ai dit en trois mots l'influence pernicieuse de la malaria sur la population civile si clairsemée de ce poste ; en quelques lignes je puis indiquer ce qu'elle a été sur nos soldats. C'est tantôt La Rochelle, tantôt Saintes, tantôt Rochefort qui détache la compagnie vouée à la cachexie, dès que la température et les conditions hygrométriques de l'atmosphère impriment au marais une vie particulière. Pour atténuer les dangers, on condamna les soldats gardiens de ce coin désolé et désert à une vie contemplative; on leur défendit l'exercice le matin et le soir, avant le lever et après le coucher du soleil; on leur prodigua le vin, l'eau-de-vie; on réduisit l'effectif à une demi-compagnie, à quelques hommes; on les releva tous les 15, tous les 10, tous les 5 jours, rien n'y fit. Les soldats revenaient de là avec ce teint jaune paille qui indiquait une intoxication profonde; les formes rémittentes, rarement les formes pernicieuses, ouvraient la scène, puis les récidives, l'anémie avec son cortège de complications variées survenaient, et les médecins militaires de mettre dans leurs rapports : « On devrait abandonner cette affreuse garnison, qui a coûté la vie à plusieurs milliers de soldats. » Le tableau est un peu chargé peut-être, mais, si les hommes ne mouraient pas tous, tous étaient atteints, et pendant des années traînaient une misérable vie. En 1884 seulement on finit par se rendre, par reconnaître que la conservation d'un peu de poudre, — qui de surcroît faisait sauter hommes et choses, — ne valait pas de tels sacrifices.

Rochefort; La Rochelle. — Les premiers rapports faits par Gasté et Godelier, en 1828 et en 1829, ne furent remarqués que par l'autorité militaire et le Conseil de santé, qui s'en inquiétèrent un peu et constatèrent que plus de 70 p. 100 des malades entrés dans les hôpitaux de la région étaient pris de fièvre intermittente. On s'émut davantage, lorsqu'en 1830 parut, dans le *Journal des sciences médicales*, un long rapport de Gasté; en 1829, il avait traité à l'hôpital de La Rochelle 1204 paludéens venus des différentes garnisons du département; Rochefort était accusée presque à l'égal du Brouage. La Rochelle se hâta d'étudier son marais, mais Rochefort protesta : l'administration supérieure de la marine crut pouvoir affirmer que la grande mortalité du bagne déteignait sur la ville et que l'on ne pouvait juger de son degré de salubrité d'après le degré de salubrité d'une maison de correction. La défense était spécieuse, car on pouvait montrer, chiffres en mains, que le bagne n'était pas seul atteint et que la population libre mourait plus que de raison, — 100 décès pour 60 naissances, — qu'elle avait des mort-nés en quantité, et tout cela imputable à la fièvre. Puis, comme le fit remarquer finement Godelier, cette protestation pouvait nuire aux intérêts mêmes de la ville, inspirer une fausse sécurité à la municipalité, à l'Etat surtout, qui depuis un siècle dépensait sans compter pour assainir cette place de guerre importante et faire vivre ses habitants. On ne pardonna pas aisément à Godelier d'avoir mis le doigt sur la plaie, mais je m'étonne de retrouver trace de ces récriminations dans les œuvres de médecins distingués de la marine. Lefevre en 1844 et plus tard Maher affirmèrent que Rochefort valait mieux que sa réputation. Je veux bien les croire, mais pourtant je ne puis pas ne pas citer les chiffres que voici : « Traités en 14 années à l'hôpital de la marine, 19,877 cas de fièvres intermittentes et 302 cachexies, » et c'était dans les années qui précédaient 1868 ! Au reste la marine s'était plu, en 1835, à justifier les accusations des médecins militaires : elle fit camper les troupes aux portes de la ville ; la fièvre intermittente les décima et la dysenterie acheva ce que la fièvre avait épargné.

L'État eut le bon esprit de se montrer plus généreux encore ; les digues furent entretenues, les canaux réparés, multipliés, de nombreuses voies de communication ouvrirent le marais ; les particuliers trouvèrent qu'il était de leur intérêt de le transformer en prairies, d'y planter des arbres. Ces travaux, exécutés avec lenteur, mais d'une manière continue, modifièrent à la longue la salubrité de la ville. A partir de 1851, le chiffre des naissances atteint le chiffre des décès et les médecins militaires, dans leurs rapports, cessent d'écrire le *delendum est* d'autrefois. Pourtant il est encore des années néfastes pendant lesquelles les effectifs disparaissent en quelque sorte : ainsi 1856 et 1857 ont 255, 340 fiévreux, la moitié, les deux tiers de la garnison ; 1865 a 360 fébricitants sur 489 soldats ; en 1866, plus de désastres encore : 494 hommes pris de fièvre palustre sur 578. Ce n'est véritablement que depuis 1875 que les épidémies semblent disparaître, que l'endémie palustre ne se traduit plus que par un chiffre relativement faible de victimes. Un effectif moyen de 257 hommes n'en envoie plus que de 40 à 60 par an à l'hôpital pendant les années 1875-1881.

L'occupation de la Tunisie avait privé momentanément Rochefort de sa garnison d'infanterie de ligne. Elle y est revenue, et depuis quatre années, l'endémie reste à peu près ce qu'elle était en 1881. Donc on n'a pas tout fait; si l'on a détruit les marais les plus dangereux, on en a respecté quelques-uns qui n'ont aucune raison d'être : parcs à huîtres et marais salants sont, au point de vue économique, la plus pitoyable des ressources, au point de vue hygiénique, un danger permanent. La région ne sera donc assainie que lorsque le dernier marais aura été épuisé par la culture.

A la Rochelle, l'État ne fut pas prodigue de ses deniers et la municipalité, ne voyant pas la population sérieusement menacée, se montra parcimonieuse des siens. Les généraux, à l'instigation des médecins militaires, réunissaient bien des commissions mixtes, mais celles-ci hésitaient et sur la nature des travaux à entreprendre, et sur leur opportunité. Cependant, en présence d'épidémies sans cesse renaissantes, l'administration s'exécuta, consentit au curage des canaux de Lafond, et l'opération fut pratiquée en été. Des rapports spéciaux indiquent le résultat de cette faute d'hygiène : du 1er juillet au 28 août, 1210 hommes entrent aux hôpitaux; l'hôpital de La Rochelle étant insuffisant, les malades vont à Ré, à Oléron, et même à Rochefort. C'est là l'épidémie de 1842. Une nouvelle commission, dont j'ai sous les yeux le rapport approuvé par le Conseil de santé, reconnut la nécessité d'établir des écluses pour permettre de retenir constamment l'eau de mer au même niveau, et mit le génie en demeure de modifier le fond du fossé. Elle condamna tout curage pendant la saison chaude.

L'année 1843 ne fut pas moins désastreuse que la précédente. Crouigneau, sous-aide major, nous a laissé l'histoire de l'épidémie; il en a bien décrit le foyer, compté les victimes. La caserne A, la plus exposée, donne, en deux mois, 682 fiévreux, la caserne B, 525, et toutes les deux renferment le même nombre d'hommes. La caserne Sainte-Claire n'a que peu de malades, celle des Cordeliers, point. Même contraste dans la population civile : ce sont les maisons voisines de la caserne A qui sont prises et encore, protégées par elle, n'ont-elles que peu à souffrir ; la région est et sud-est de la ville n'a rien. Le génie fit de son mieux pour conjurer le mal à venir, il pava la cuvette, rétrécit, encaissa le fossé ; les cours des casernes nivelées, rendues imperméables, cessèrent d'être des mares à l'époque des pluies. Néanmoins le 60e de ligne, fort de 1,902 hommes, eut encore, en 1844, 635 cas de fièvre palustre.

1847 fut aussi une année terrible : le 75e de ligne, dont l'effectif était de 1,745 hommes, donna aux hôpitaux 787 fiévreux, à l'infirmerie 241, à la chambre 1,484 ; mais le rapport de son médecin-major Maugis n'indique pas la part attribuable aux détachements. L'épidémie amena une nouvelle consultation à la suite de laquelle on modifia de nouveau le voisinage de la caserne A, en démolissant quelques masures qui nuisaient à la circulation de l'air ; un canal souterrain reçut eaux ménagères et urines qui infectaient les cours ; mais on les déversa dans le fossé, ce qui ajouta au mal ancien.

Pourtant, dans les années 1850, 1851, 1852, l'endémie diminua d'intensité et le rapport du médecin en chef Malapert en attribua en partie la cause aux travaux d'assainissement exécutés par le génie, qui regrettait de ne pouvoir empêcher le mélange des eaux douces et des eaux salées. Le médecin-major Dissez, du 61e de ligne, qui avait assisté au désastre de 1843, se plaisait à constater que les temps avaient changé.

Pendant la guerre de Crimée, comme pendant toutes les périodes de guerre, point de mémoires. En 1856, le 6e de ligne est légèrement éprouvé ; le 57e l'est plus fortement pendant les années 1857 et 1858. Celles de 1861, 1862, 1863 passent silencieuses en quelque sorte, mais en 1864, l'endémie s'éveille ; en 1865 et 1866 elle devient épidémie. D'après les rapports du médecin-major Lesguillon, l'une donne 171 entrées à l'hôpital pour fièvre intermittente, l'autre 604 ; dans la dernière année les récidives étant de tous les jours, il compte 452 malades à l'infirmerie, 2,411 à la chambre. Mais son régiment, fort de 1,546 hommes a des compagnies détachées à Rochefort, au Brouage, à Ré, à Oléron, de sorte que les chiffres donnés représentent la morbidité générale de toutes les villes de garnison. Le médecin en chef Garreau a donné exactement le nombre des intoxiqués de la Rochelle ; il a été de 268.

Dès le commencement de l'endémo-épidémie de 1865, des conférences au 1er et au 2e degré eurent lieu entre ingénieurs civils et ingénieurs militaires, il fut décidé : 1° qu'un aqueduc couvert recevrait les eaux du marais mouillé de Lafond, les eaux sales des lavoirs et des égouts de la ville, les conduirait à la mer ; 2° que l'écluse resterait fermée pour empêcher l'eau salée de remonter jusqu'à la porte Dauphine. C'était en arriver un peu tard aux conclusions que voici, formulées en 1843 par Crouigneau : 1° empêcher le mélange des eaux douces marécageuses avec les eaux salées ; 2° établir un canal souterrain pour donner issue aux eaux du marais de Lafond et le faire aboutir sur les bords de la mer, loin du port de La Rochelle ; 3° creuser le fossé qui longe la ville à l'occident et y maintenir constamment l'eau salée, sans mélange d'eau douce à un mètre au moins de hauteur. Crouigneau demandait de plus la disparition des casernes A et B.

Les travaux commencèrent en 1867 ; ils furent, ce semble, efficaces, car le médecin-major Maugis, du 49e de ligne, cesse d'accuser La Rochelle : « la plus grande partie des fièvres intermittentes de 1868 et 1869 ont été prises à Brouage et à Rochefort ». A la fin de 1869, des cas nombreux cependant ; le médecin en chef Garreau écrit : « la saison d'été a été marquée par l'apparition de la fièvre palustre ; si elle a atteint un plus grand nombre d'hommes et déterminé des cachexies, des engorgements viscéraux, c'est que les chaleurs ont été tout à fait exceptionnelles. Cependant on pouvait craindre une endémie plus redoutable que celle qui a été observée ».

Ce n'est qu'avec l'année 1873 que s'ouvre, pour toute la région et pour La Rochelle notamment, comme une ère nouvelle que l'on peut étudier facilement grâce aux rapports si clairs, si lumineux du médecin-major Termonia, qui reste pendant 10 ans attaché au 123e de ligne. La fièvre palustre cesse de dominer toute la pyrétologie, elle prend rang après les affections des voies digestives et des voies respiratoires. Jusqu'à la fin de 1875, c'est le 21e d'artillerie qui subit surtout les atteintes de la fièvre intermittente à La Rochelle; le 123e est en grande partie détaché dans les îles et à Rochefort. Ces atteintes sont légères, à peine indiquées dans les documents que j'ai parcourus. En 1878, l'endémie palustre est encore représentée par 277 cas d'après Termonia; « mais comme ils sont peu compliqués, le plus grand nombre est traité à l'infirmerie ». En 1879 et 1880 « elle ne se traduit plus que par un nombre fort restreint de cas dont le traitement n'exige que de faibles doses de sulfate de quinine ». Dans les années 1887, 1888, 1889, le chiffre des malades atteints de fièvre intermittente traités à l'hôpital est petit: 4, 6, 1; à l'infirmerie, il n'est guère plus considérable.

Ainsi tous ces rapports montrent bien l'origine de ces endémies palustres: le marais en est le foyer; quand elles prennent les allures d'une épidémie, tous les médecins indiquent en plus l'influence saisonnière, celle des vents et des grands remuements du sol.

Tant que le marais ne sera pas anéanti, que dans les marais gâts, les terres abandonnées, la culture incessante n'aura pas accaparé les éléments qui font prospérer le microbe malarien, celui-ci frappera les habitants du voisinage. Il est donc bon de remettre sans cesse sous les yeux des municipalités les tableaux de ses méfaits pour qu'elles ne se laissent pas prendre par une sécurité trompeuse, qu'elles poursuivent des travaux qui ont favorisé la natalité, diminué la mortalité, presque doublé la population de la région. La Rochelle a aujourd'hui, garnison comprise, 24,108 habitants, Rochefort, 31,169. Dans l'une, les naissances sont aux décès comme 49 à 39; dans l'autre, comme 61 à 52.

Quels ont été le caractère, la gravité de ces fièvres? Gasté les dépeint sérieuses: « les accès sont accompagnés de nausées, de vomissements bilieux, sont suivis d'une prostration considérable, les malades prennent rapidement une couleur jaune paille et, dans les formes invétérées, surviennent les engorgements viscéraux, les infiltrations, les accumulations aqueuses ». Godelier dit que, lors de l'épidémie de 1836-37, le 41e perdit 130 hommes de cachexie. D'après Dissez, lors de l'épidémie de 1843, le 37e en perdit 43 et le 60e, moins éprouvé, 27; il envoya 195 fiévreux en convalescence. Les accès pernicieux étaient rares, de même es formes rémittentes; mais la fièvre quarte, la plus tenace de toutes, est signalée comme fréquente chez les intoxiqués qui viennent de Rochefort ou du Brouage. En 1872, elles ont encore cet aspect fâcheux : le médecin-major Lapeyre écrit : « les fièvres de Rochefort sont assez connues et par leur caractère rebelle, et par leur tendance aux rechutes. tous les hommes qui en sont atteints sont en général frappés d'anémie; le plus grand nombre est envoyé en congé de convalescence ». En 1881 il en était encore un peu de même. Dans ces dernières années, les cachexies ont été l'exception.

Dysenterie.

Si la dysenterie, que l'on dit proche parente de la fièvre palustre, avait la même origine tellurique, elle serait ici sa compagne obligée; or, en interrogeant les rapports, je ne la trouve que rarement mentionnée comme maladie sporadique et jamais comme maladie épidémique, tout au moins dans les conditions ordinaires d'habitation, c'est-à-dire dans l'intérieur des villes. Une seule fois, à Rochefort, elle se montra cruelle; ce fut à la fin de l'été de 1835, dans ce camp de la Jannière déjà éprouvé par la fièvre. Jusqu'en 1870, les cas se comptent dans les hôpitaux par unités. Après 1871, il n'en est plus de même : des troupes éprouvées par toutes les privations d'une guerre désastreuse rentrent dans des casernes, des camps où s'était entassé tout un monde de fatigués, d'éclopés. Le 21e d'artillerie notamment vient se refaire à La Rochelle, occuper la caserne A, les Cordeliers, les Jacobins, le dépôt de mendicité, et surtout les baraques élevées sur les glacis Est. Placées sur trois rangs, légèrement surélevées au-dessus du sol, elles ont un plancher en bois, des doubles parois de 1m,50 de hauteur, un toit très incliné, — sans auvent, — que l'on vient de recouvrir de tuiles ou d'ardoises ; des portes, des fenêtres, mais point de ventouses ; 32 lits par baraque ; chaque homme n'a que juste de 10 à 12 mètres cubes d'air trop peu renouvelable. Sur le flanc ouest, dans le fossé des fortifications, sont les latrines à fosses mobiles ; sur le flanc Est, les écuries. A peine installé, le 21e est éprouvé par la fièvre typhoïde, qui sévit également en ville et à la campagne ; 66 hommes en sont atteints, 11 succombent. En 1872, nouvelle épreuve, mais plus légère : un seul décès. Pendant les deux années, de nombreux cas de diarrhée et quelques fièvres intermittentes.

Au mois de juillet 1873, par une température sénégalienne pour La Rochelle (maxima 37°, minima 18°), « qui poudroie la terre, tarit les sources, dessèche, rôtit les feuilles des arbres, compromet les récoltes », paraît, le 19, un premier cas de dysenterie grave ; les jours suivants, 7 autres entrent à l'hôpital. Le mois d'août tout aussi chaud, mais plus humide, le mois de septembre, à température élevée encore, mais très variable, voient une centaine de cas se produire. L'épidémie s'éteint le 18 octobre, après un règne de 92 jours, ayant frappé 116 artilleurs, d'après le médecin-major Darricarère, 131 d'après le médecin-major Morisson, 145 d'après le médecin-major Lécard. Ceux-ci ont dû noter comme dysenterie ce que celui-là a porté comme diarrhée, car la diarrhée plus ou moins grave a fait cortège à la dysenterie, a progressé, s'est atténuée comme elle ; 745 cas sont indiqués. Il est curieux de voir que l'épidémie n'a guère sévi que sur les hommes du camp. Darricarère écrit : « Sur les 116 hommes envoyés à l'hôpital, 109 venaient des baraques, 6 des Cordeliers, 1 de la caserne A. » (Les Cordeliers étaient en ruine, avaient des lieux détestables). Ce qui le démontre encore, c'est l'immunité relative des autres troupes casernées : les 6e et 82e de ligne n'ont eu que 8 dysentériques, les infirmiers 1. Les subsistants envoyés aux bains de mer, les enfants de troupe surtout, gens fort débiles, en ont eu 7. Le chiffre est élevé, eu égard à l'effectif qut n'était que de 40, d'après Lécard.

Dans la même période, 2 bataillons du 6e de ligne et les

disciplinaires de la marine étaient pris de la dysenterie à Oléron; les chiffres manquent.

La population rurale du département, d'après les médecins civils, fut fortement atteinte; quelques villes en présentèrent plusieurs cas.

Enfin, d'après le vétérinaire militaire, les chevaux du camp ont eu eux aussi leurs maladies : de la pneumonie infectieuse, des états typhoïdes, de l'ictère.

L'année suivante, dans le même camp, le même régiment d'artillerie est repris. La dysenterie se manifeste un peu plus tard, le 3 août, et cesse le 16 octobre, moins générale, mais avec des formes plus graves, bien qu'elle n'ait enlevé qu'un seul homme. 74 cas d'après Morisson, 82 d'après Lécard, furent traités à l'hôpital. En ville, presque rien : 7 artilleurs, 1 homme du 123e, 1 du 6e; 1 infirmier. Comme devant, les diarrhées ont été nombreuses, 436.

En 1875, les chaleurs sont aussi fortes que les années précédentes, mais plus tardives; l'épidémie renaît, le 30 août seulement, plus bénigne car elle ne tue personne, mais plus tenace; elle ne disparaît qu'au commencement de novembre. Cette fois elle ne frappa que le camp, l'artillerie n'ayant plus en ville que peu d'hommes, le 123e occupant la caserne A, les Cordeliers étant rasés. 88 hommes furent traités à l'hôpital pour dysenterie, 514 pour diarrhée à l'infirmerie ou à la chambre. Le 123e n'eut que peu d'indisponibles pour diarrhée.

L'effectif de l'artillerie a été, en 1873, de 1010 hommes; en 1874 de 824; en 1875 de 825. La 1re année il y a eu 13 p. 100 d'atteints, la 2e 8 p. 100, la 3e 10 p. 100. Les jeunes soldats et les réservistes (15 p. 100) ont été moins respectés que les anciens soldats (9 p. 100).

Quelle a été la cause de la maladie? Lécard, la première année, ne signale guère comme facteursde la maladie que l'élévation, « la continuité d'une température insolite, amenant une constitution médicale molle, prédisposant aux flux intestinaux, comme disaient les anciens »; il se garde de toute hypothèse sur l'importation et la contagion de la maladie, « se bornant à extraire des phénomènes qu'il a observés rien que la vérité ». — Il décrit en effet fort bien toute la symptomatologie dans un mémoire qui a été publié, mais il multiplie à l'infini les formes qu'affecte la maladie. Darricarère insiste sur l'infection probable du sol.

La 2e année, Lécard signale les mêmes causes atmosphériques ; de plus, il fait entrer en ligne de compte « les fatigues imposées à de jeunes soldats en vue d'inspections générales prochaines, le séjour dans des baraques les protégeant mal contre les variations de la température extérieure et les exposant aux émanations telluriques les plus diverses ». L'imprudence du soldat, qui passe les nuits ou sur les glacis pour respirer un air plus frais, ou nu sur son lit pour ne pas étouffer, est aussi accusée.

En 1875, Morisson écrit que l'étiologie de la dysenterie est obscure, mais que parmi les causes qui en favorisent la genèse il en est trois évidentes : « les individuelles et les cosmiques », sur lesquelles je crois inutile de revenir, et de plus « le miasme animal ». Il lui semble probable que ce baraquement étroit, que l'on vient de tenter d'aérer un peu mieux en créant des auvents, a dû s'infecter à la longue, que le terrain s'est imprégné de tous les détritus animaux et humains; — il y avait, il est vrai, des fosses mobiles ; mais le soldat leur préférait le grand air et le fond du fossé. — Voici les conclusions de Morisson : « La dysenterie qui a éclaté au 21e d'artillerie pendant 3 années consécutives tient: 1° à une cause miasmatique d'origine animale, et le camp en est le foyer; 2° l'intensité de cette cause varie selon la variation de température et la force de la chaleur, mais elle existe constamment à l'état latent ». On ne peut mieux dire : l'infection est en effet la cause du développement de la dysenterie ; les influences thermiques en marquent la durée et la gravité.

La contagion a-t-elle joué son rôle dans la propagation de la maladie? Lécard le nie ; Morisson ne repousse point l'hypothèse, mais n'insiste pas. Il ignorait que pendant la première épidémie « les communes rurales furent sérieusement atteintes et successivement quelques quartiers de la ville » (médecin en chef Boyreau). De la nature intime de l'agent infectieux, il n'est question dans aucun rapport ; on se bornait à la soupçonner.

Après 3 années d'une aussi cruelle expérience le 21ᵉ d'artillerie quitta le camp; il fit bien, car depuis, il n'a plus été question de dysenterie épidémique à La Rochelle. Mais, quand par accident on occupa ces baraques, soit au moment de l'appel des réservistes, soit dans toute autre occasion, il y eut quelques cas de diarrhée observés; aussi les médecins militaires ont-ils demandé l'abandon définitif de ces lieux infectés.

EMBARRAS GASTRIQUE SIMPLE.

Les armées, agglomérations des forces des sociétés, sont faites pour porter la mort dans d'autres sociétés. La nature semble les punir de ces crimes médités en les exterminant en détail. Par une chimie que nous soupçonnons à peine, elle fait de l'homme l'ennemi de l'homme, et plus les agglomérations sont fortes, plus les poisons préparés sont redoutables.

Parmi les maladies que le soldat crée ou propage ainsi à son insu, il en est une qui règne sans cesse dans les casernes. Bénigne entre toutes, elle n'est guère connue que du médecin de régiment, car évoluant en quelques heures, quelques jours, ne réclamant qu'un peu d'air, un peu de repos pour disparaître, elle ne conduit pas à l'hôpital celui qu'elle frappe. Elle est caractérisée par des vomissements ou de simples nausées avec ou sans état saburral, par un abattement plus ou moins prononcé. Ces accidents surviennent souvent et brusquement le matin, au réveil, au milieu de la santé la plus parfaite. Ce malaise, je le vois consigné dans tous les rapports; il grossit sans cesse la liste des malades à la chambre. Quel nom lui a-t-on donné? « Dans les corps, dit Termonia, nous avons l'habitude de le désigner, à tort peut-être, sous le nom d'embarras gastrique. Je suis convaincu qu'il résulte ordinairement d'un empoisonnement miasmatique humain à faible dose, qui s'est produit la nuit dans l'air confiné et vicié des chambres. » Cette explication est logique, car le dit embarras gastrique est fréquent lorsque les conditions atmosphériques font condamner portes et fenêtres, ou, après les longues marches, quand la peau humaine a ajouté à l'air déjà vicié par la respiration toutes ses sécrétions propres.

MALADIES ÉRUPTIVES.

a) *Variole.*— Sur la foi des traités d'épidémiologie, je m'attendais à trouver de grosses épidémies de variole avant l'ère des revaccinations. J'ai été agréablement déçu : cette affection si éminemment contagieuse n'a marqué son passage dans les villes de garnison de la Charente-Inférieure, ni par le nombre des victimes, ni par une virulence extrême. Je me l'explique fort bien : les médecins militaires étaient fidèles observateurs de la loi de 1837, ils vaccinaient avec succès tous les soldats qui, à leur arrivée au corps, ne portaient point de cicatrices vaccinales. Chacun de leurs rapports mentionne scrupuleusement les résultats de cette petite opération. Si 1841, 1852, 1854, 1855, 1856, 1859, 1862, 1864, 1866, 1870, sont notées comme années d'épidémies, elles ne méritent guère ce titre, la morbidité dans les années les plus chargées, 1852, 1866, 1870, n'ayant pas dépassé le chiffre 20. Quant à la mortalité, elle se solde en tout par quelques unités. Ces petites épidémies sont toujours survenues au moment de l'arrivée des classes, après les guerres de Crimée ou d'Italie, ou par le fait de foyers existant dans la population civile. Depuis la grande épidémie de 1870, la variole ne s'est plus manifestée que par des cas isolés, une seule fois exceptée, à Saintes en 1881, où il y eut 7 malades à la fois. Pourquoi, à un moment donné, la virulence augmente-t-elle, le terrain étant invariablement le même? Nul n'én donne l'explication. Il en est du reste de même pour toutes les autres maladies infectieuses.

b) *Rougeole et scarlatine.* — La rougeole, plus souvent que la scarlatine, a régné épidémiquement à La Rochelle, à Rochefort, à Saintes, dans les îles. L'une s'est fait remarquer généralement par un haut degré de contagiosité, une extension assez grande, par des formes tantôt bénignes, tantôt malignes ; l'autre, au contraire, presque jamais sévère, marque à peine comme épidémie. La rougeole disparaît facilement par les mesures d'isolement ; la scarlatine résiste volontiers, même à l'action du désinfectant; il semble que la virulence des germes, survivant à l'éruption, s'éveille de loin en loin pour se manifester par des cas isolés, sans enchaînement apparent les uns avec les autres.

Ici, encore une surprise : peu ou pas d'épidémie de rougeole et de scarlatine avant 1878. Évidemment il n'y a pas antagonisme entre fièvre palustre et fièvre éruptive ; la cause de cette anomalie est ailleurs : l'armée, depuis 1875, est infiniment plus jeune qu'avant, et toutes les maladies virulentes n'ont un faible que pour les terrains jeunes, vierges.

Le rapport de Massy, de 1856, dit : « Les rougeoles et les scarlatines ont atteint un grand nombre de jeunes gens de la classe à leur arrivée au dépôt ». C'est là la première épidémie signalée. La rougeole fut peu sérieuse à La Rochelle. A Rochefort, la scarlatine fut maligne : le 6e de ligne perdit 3 hommes.

Après un silence de quelques années, la rougeole reparut la première pendant les mois d'octobre et de novembre 1863, vingt jours après l'arrivée de la classe 1862 ; puis, le 12 février 1864, six jours après l'arrivée de la deuxième portion de la classe 1861. « Sur 60 hommes pris, 2 ont succombé par angine striduleuse ou bronchorrhée, 1 par diphtérie » (Huart, du 50e, à La Rochelle).

Jusqu'en 1878, pas de manifestation autre. En septembre, un cas de scarlatine à La Rochelle, puis un cas de rougeole. Au mois de juin 1879, celle-ci prend naissance à Rochefort ; en juillet, elle est importée de Rochefort à Saintes; puis, en janvier 1880, elle revient à Rochefort. Une trentaine de cas en tout, avec un décès.

Le 16 janvier 1880, la même affection, apportée de Bordeaux, frappe le 123e à La Rochelle et, jusqu'au 25 février, atteint 31 hommes sur un effectif de 1120 présents; elle fait six victimes.

Puis c'est le tour de la scarlatine qui, d'avril à décembre, prend 18 hommes du 6e à Saintes et cause un décès. La rougeole, elle, sévit à Rochefort pendant ce temps : 20 atteintes, 2 morts.

A partir de cette époque, Saintes et Rochefort, la première plus que la seconde, semblent vouées à la rougeole. Chaque année, à la même époque, presque au même jour, peu après l'arrivée du contingent, en décembre ou en janvier, commencent les épidémies. Elles se ressemblent toutes, avec quelque nuance cependant : celle de 1887, à Rochefort, a causé 3 décès ; mais d'une manière générale on peut les regarder comme peu graves, bien que le chiffre des atteintes varie entre 27 et 44.

La scarlatine fit son apparition dans l'île de Ré le 29 janvier 1883; elle s'y manifesta jusqu'au 14 juin, bien que l'on eût évacué la citadelle le 15 mai. Pourtant le séjour sous la tente mit fin à l'épidémie qui, de janvier à juin, avait pris plus du cinquième de la garnison, 47 hommes sur 213. Fort heureusement il n'y eut pas de décès.

En 1883, la scarlatine parut aussi à Saintes; elle ne se prodigua point : 7 cas seulement. En 1886, elle n'épargna pas la garnison de Rochefort : 24 cas et 1 décès ; en 1887, celle de Saintes : 22 cas et 2 décès. La même année, elle reparaissait à l'île de Ré; si elle fut moins générale (16 cas) que la première fois, elle fut aussi moins clémente (1 décès).

La Rochelle a eu moins à souffrir de l'une et de l'autre maladie ; elles n'y parurent que timidement, ne faisant d'abord que peu de bruit et point de victime; mais en 1887 la rougeole se montra cruelle; elle y régna comme dans les les autres garnisons, l'hiver surtout, prit une forme grave, asphyxique, qui enleva 5 malades. Depuis elle a élu domicile à La Rochelle aussi bien qu'à Saintes.

c) *Oreillons.* — Voici encore une affection que je vois rarement citée dans les rapports antérieurs à 1871. La seule épidémie de parotidite mentionnée est de 1867, pendant la saison d'hiver. Mais à partir de 1877, elle éclate tous les ans ; dès 1879, elle se fait la compagne obligée de la rougeole, la précède toujours et la suit quelquefois, de sorte que dans la même année il y a deux épidémies d'oreillons. Toutes sont remarquables par le nombre considérable d'indisponibles qu'elles font dans un régiment — il y a parfois 150, 200 atteints — et par leur bénignité : pas de décès. Pourtant il ne faut jurer de rien : je vois citée, dans quelques rapports, une maladie qui ne pardonne guère, l'albuminurie, et je suis tenté de croire que l'une a engendré l'autre.

Dans toutes les épidémies, l'oreillon a eu ses métastases ; mais il est des années où les orchites ont été si rares, que presque tous les malades ont pu être traités à l'infirmerie ; dans d'autres, elles ont été fréquentes sans toutefois dépasser le 1/7 des cas. L'oreillon semble avoir eu une prédilection particulière pour la saison froide ; les mesures d'isolement, quand elles ont été pratiquées, ont arrêté son développement (Termonia, Robert).

Si presque toujours on a pu observer le premier cas de variole, de rougeole, et l'attribuer à l'importation, il n'en a pas été de même pour la scarlatine et l'oreillon. La première semble se dérober à l'observation ; si, comme le veulent les Anglais, elle peut nous être transmise par l'animal, il est difficile en effet de trouver la cause du premier cas qui se développe dans une caserne. Le second prend souvent une extension si rapide qu'il est impossible d'en surprendre l'origine.

TUBERCULOSE.

En classant la tuberculose parmi les affections infectieuses humaines, je crois obéir aux vœux de mes aînés, et plutôt à l'esprit qu'à la lettre même de leurs rapports. Certes, dans leurs écrits, il n'est pas question de contagion, et pourtant ils semblent la redouter, puisque, par deux fois, il est dit « qu'il serait bon d'isoler les tuberculeux ». De plus, le mal est, pour eux, héréditaire, constitutionnel, plus souvent qu'acquis. Dans des comptes rendus d'autopsies faites pour des affections autres, même par des broussaisiens, je vois signalés des tumeurs, des noyaux dans les poumons, qui ne sont que des tubercules crus, enkystés, depuis longtemps silencieux. Donc, à leurs yeux, la tuberculose préexiste le plus ordinairement ; mais des conditions particulières peuvent l'éveiller, la rendre manifeste. C'est la manière de voir de Termonia : « L'affection ne naît pas au régiment, mais la vie de caserne lui est un danger ; elle l'aggrave ». C'est pour cela qu'il la recherche sans cesse, voulant éviter à ceux qui la portent tout ce qui peut la rendre mortelle. Il faisait bien, car ces villes maritimes semblent funestes aux tuberculeux, Saintes plus que Rochefort, plus encore que La Rochelle. A Saintes, le tiers au moins des décédés sont des tuberculeux; à La Rochelle, le quart, à Rochefort, le cinquième. Celle-ci n'est pas plus favorable aux tuberculeux que les autres, elle n'a que l'avantage de n'avoir point le dépôt d'un corps, où s'éternisent parfois les douteux dont ne veulent plus les bataillons actifs.

Il est certain que beaucoup de rapports attribuent la phtisie aux transitions brusques de température, si fréquentes dans ces régions. Les bronchites, en effet, — on le verra quand il sera question des maladies saisonnières, — les bronchites y règnent sans cesse, et l'irritation bronchique ou pulmonaire doit être « l'occasion de la manifestation du vice constitutionnel ». Nos aînés ont donc une raison apparente pour accuser ce climat de l'Ouest comme favorable à la tuberculose.

« Il est fatal aux poitrines délicates », écrivait Dissez en 1843 ; « la phtisie acquise y suit toujours une marche aiguë », disait Termonia en 1874 ; et d'autres médecins répètent : « si, pour la tuberculose, le problème étiologique est complexe, le climat de la région est pour quelque chose dans l'éclosion de cette terrible maladie ».

Le nombre des entrées aux hôpitaux est à peu près le même à Saintes et à La Rochelle, les deux villes ayant même effectif : il varie entre 8 et 14 par an. J'ai dit, en trois mots, ce qu'était la mortalité par phtisie, eu égard à la mortalité générale; par rapport à la morbidité par tuberculose, elle est comme 1 est à 4. Ceux qui échappent sont réformés ; Termonia en sauvait ainsi 9, 15, 18 par an, qui certainement eussent succombé au corps.

D'après le relevé que j'ai pu établir pour quelques années seulement, la mortalité par tuberculose dans la région dépasse un peu 2 p. 1000 de l'effectif; avec les réformes et les retraites, le déchet est de 8 à 9 p. 1000. C'est un gros chiffre, que l'on ne retrouve certainement que dans peu de départements; le climat est donc réellement malfaisant pour ceux dont les voies respiratoires laissent à désirer.

FIÈVRE TYPHOÏDE.

Boudin a mis en avant, comme une vérité, l'hypothèse que voici : « Les localités dans lesquelles la cause productrice de la fièvre intermittente endémique imprime à l'homme une modification profonde se distinguent par la rareté relative de la fièvre typhoïde ». A ne voir que les statistiques anciennes, cette loi d'antagonisme semble vraie pour cette région, où la malaria tient une si grande place ; on peut même s'imaginer que la fièvre typhoïde n'existe pas, car elle n'y est pas mentionnée de 1828 à 1840. Mais, en étudiant les rapports, on est bien vite édifié. « On rencontre dans ce pays beaucoup de fièvres intermittentes pernicieuses compliquées de gastro-entérites, de gastro-hépatites, de gastro-bronchites, etc., extrêmement graves, maladies qui sévissent davantage sur les étrangers que sur les indigènes ». C'est bien là notre typho-malarienne si commune et si connue en Algérie. On ne peut s'y tromper, surtout après avoir lû des observations telles que celle-ci : « Un soldat, atteint de fièvre intermittente depuis quelque temps, entra à l'hôpital, le 10 mai 1828, avec fièvre, soif vive, insomnie, rêvasseries, tension de l'épigastre, toux, etc... ; le 16 juin, il entrait en convalescence, quand il fut pris d'accès de suffocation... ; il succomba le 22. A l'autopsie, on trouva : dans l'iléon, des portions enflammées de plusieurs pouces d'étendue ; les ganglions mésentériques correspondants, de la grosseur d'une balle de calibre ; l'estomac sans traces d'inflammation, le cœur flasque, les poumons crépitants en partie, les principales divisions bronchiques rouges ; dans le larynx, le ventricule gauche verdâtre, livide, soulevé par une quantité de pus égale à un dé à coudre, environnant une partie du cartilage cricoïde nécrosée ». C'est bien là une fièvre typhoïde avec une de ses complications très rares. Gasté nous la présente sous le nom de gastro-duodénite compliquée de bronchite et d'encéphalite.

Pendant toute la période broussaisienne, il en est ainsi ;

les cas suivants l'indiquent encore clairement : « Un malade atteint de gastro-entérite compliquée de fièvre quotidienne... mourut... ; toute l'étendue du canal digestif grêle était phlogosée, avec de nombreuses plaques gangréneuses ». — Un autre, également affecté d'entérite « exaspérée, alors qu'il était convalescent, par un excès de boissons alcooliques qu'il s'était procurées à l'insu du médecin, présenta à l'autopsie le foie et la rate gonflés, gorgés de sang ; l'intestin grêle, à l'extérieur, d'un rouge obscur et noirâtre par intervalles ; à l'intérieur, on reconnut plusieurs points gangréneux qui avaient détruit la membrane interne du canal ». La fièvre typhoïde existait donc, bien que la statistique hospitalière ne la mentionne pas. Je dois convenir qu'elle était rare, car depuis 1845, depuis qu'elle paraît sous son vrai nom, les nécrologes l'indiquent à peine, et les rapports ne la montrent jamais régnant épidémiquement. A Saintes, elle est à peu près inconnue ; à Rochefort, on lui attribue 9 décès dans les 14 années qui ont précédé 1870 ; à La Rochelle, en 1847, le 75e de ligne « a eu des cas de fièvre pernicieuse typhoïde » ; — ce sont encore des typho-malariennes. — En 1856, Massy note un décès par fièvre typhoïde et en 1862, Huart, du 50e de ligne, « 15 cas sans un seul décès » ; 1863 et 1864 sont des années heureuses. En 1865, Lesguillon en observe 28 cas avec 2 décès, et, pendant la mauvaise année 1866, 37 avec 3 décès. Pendant les années suivantes, le médecin-major Maugis, du 49e, la signale à peine. 1870 et 1871 n'ont pas d'histoire. En 1872 et 1873, la garnison est encore faible à La Rochelle ; celle d'infanterie tout au moins (519 hommes) ; il y a bien quelques cas de fièvre typhoïde, mais sans gravité, car la mortalité générale, pour les fractions du 82e et du 6e de ligne, est, la première année, 5, la seconde, 3 ; donc, bien que les rapports des années fassent allusion à la fièvre typhoïde qui a régné à La Rochelle peu après l'année terrible, on peut conclure que si elle a frappé la population civile et, comme je l'ai indiqué, l'artillerie sous les baraques, elle a respecté le monde militaire caserné.

En 1873 arrive à La Rochelle le 123e de ligne, et, avec les rapports si précis de Termonia, on peut suivre tous les méfaits de la fièvre typhoïde. Sporadique dès cette époque, se manifestant par 13 cas et 3 décès, en 1874 par 11 cas, en 1875 par 8 cas et 1 décès; en 1876, 1877, 1878, se montrant à de longs intervalles, comme pour ne pas se faire oublier, elle reparaît sérieuse dans le 2e trimestre 1879, — 17 cas, 2 décès, — pour éclater formidable dans le quatrième.

La Rochelle est à peine touchée, c'est l'île de Ré qui est éprouvée. Un bataillon y résidait : trois compagnies à la citadelle, une à la vieille caserne de la Flotte, où se trouvait l'infirmerie. Le 24 novembre 1879, peu de jours après l'arrivée du contingent, un homme de la citadelle reste quelques jours à l'infirmerie pour embarras gastrique, puis est évacué sur l'hôpital avec le diagnostic : fièvre typhoïde. Dès les premiers jours de décembre, 1 cas suivi de 14 autres dans cette caserne de la Flotte; en janvier 6, en février 1 ; ainsi, 23 cas de fièvre typhoïde en tout, dont 22 avec 10 décès dans la même compagnie, forte de 63 hommes. L'origine du premier cas n'a pu être déterminée; point de fièvre dans l'île, et le premier atteint y résidait depuis plusieurs mois. Les conditions alimentaires étant les mêmes pour les 4 compagnies, le médecin-major Barois est condamné à rattacher le mal « à l'état de vétusté et de délabrement de la caserne, dont les murs, les planchers étaient profondément imprégnés de matières organiques accumulées par le temps, et qui, de plus, avait servi en 1870 de dépôt de malades ». La compagnie s'en alla occuper le fort de la Prée, et l'épidémie cessa ; elle avait frappé surtout les recrues.

Le 21 juin 1880, la fièvre typhoïde éclate à La Rochelle, et presque simultanément dans les trois casernes; celle des Cordeliers, — caserne neuve, — donne le plus de malades; le 14 juillet arrivent des tentes, et l'épidémie s'atténue, s'éteint. Si les cas furent nombreux (75 cas pour toute l'année), ils furent peu graves : pas un décès. L'origine du mal n'a pu être trouvée; la population civile n'était pas atteinte, et pourtant elle travaillait à amener les eaux du canal de Marans dans le bassin neuf; les exercices étaient variés, mais peu fatigants; il n'était pas arrivé de classe nouvelle ; les conditions des eaux et des lieux n'avaient pas varié. Ne pouvant expliquer cette éclosion brusque et presque simultanée d'un grand nombre de cas de fièvre typhoïde, ni par l'importation, ni par la contagion, ni par l'alimentation, Termonia, aux abois, invoque « une influence atmosphérique dont la nature et le mode d'action nous échappent ». Mais ce qui ne lui a pas échappé, c'est la nécessité d'isoler les hommes, de les éloigner des lieux infectés. Il réclama d'emblée cette sage mesure, mais on se hâta avec lenteur ; les tentes demandées étaient à Bordeaux.

1881 ne vit pas s'éteindre la fièvre ; elle se manifesta toute l'année par des cas peu graves, assez isolés, à La Rochelle comme à Ré.

En avril 1882, elle reprit une allure plus sévère ; les cas furent assez nombreux jusqu'en juillet, mais pas au point de nécessiter une évacuation en masse des casernes, comme en 1880. Il est regrettable que cette épidémie n'ait pas inspiré les mêmes craintes ; un bataillon du 123e ne serait sans doute pas parti pour la Tunisie porter en Algérie la fièvre qui le tenait. En réalité, cette épidémie fut grave : sur les 56 hommes qu'elle fit entrer à l'hôpital, il en mourut 5. Jusqu'à la fin de l'année, elle ne cessa de se montrer ; en septembre, un cas à La Rochelle et un à Ré ; 8 en octobre, 1 en novembre à La Rochelle.

Dans la même année 1882, dans les derniers jours de septembre, la fièvre typhoïde, qui semblait à peu près inconnue à Saintes, commença à sévir sur la garnison. Le 6e de ligne revenait de faire les grandes manœuvres sans incident particulier, quand il fut pris. Pourtant je dois dire qu'en avril il avait eu deux cas. Après les trois atteintes de fin de septembre, l'affection prit en octobre une gravité et une extension telles que l'on se hâta d'évacuer les casernes, d'occuper l'ancien hôpital de la marine, d'envoyer des fractions du corps tenir garnison à Oléron, à Blaye. Faute d'aliments, l'épidémie cessa dans le régiment, mais en ville elle prit des proportions sérieuses ; elle sévit avec une violence si grande, qu'elle mit en fuite une grande partie des habitants. Le régiment eut 45 malades, 6 succombèrent. Le médecin-major Roux, qui chercha à percer les obscurités de l'étiologie de l'affection, s'est arrêté à l'hypothèse suivante : « 1° dans le cours du printemps, des tranchées avaient été creusées dans toutes les rues de la ville pour la canalisation du château d'eau ; 2° la Charente avait été draguée une partie de l'année et les boues déposées sur les berges ». On ne peut accuser l'eau d'alimentation du château d'eau d'avoir engendré l'affection, l'épidémie ayant débuté dans les casernes où cette eau n'est pas distribuée. Il est aussi impossible de mettre en cause l'encombrement et le surmenage, aucun de ces facteurs, très ordinaires dans certaines épidémies, n'ayant existé d'après Roux. L'hypothèse « tellurisme » reste donc seule debout. Il semble, d'après son rapport, que dans cette épidémie si générale, le monde militaire ait été le premier atteint, que le civil n'ait été pris qu'après.

En 1883, il n'est plus question de la fièvre typhoïde ; il en est de même en 1884. En 1885, les deux bataillons du 123e, se rendent au camp du Pas-des-Lanciers ; ils y sont éprouvés par la fièvre typhoïde comme toute la division de réserve du Tonkin qui y était réunie. Après leur retour, l'affection paraît dans les casernes et le médecin-major Gils admet, « comme cause éloignée, l'influence dépressive exercée par le séjour au camp ; comme cause directe, l'encombrement ». La dispersion d'un grand nombre d'hommes a arrêté immédiatement l'épidémie : 40 cas, 1 décès.

En 1886, du 1er avril à la fin de septembre, la maladie n'a fourni que des cas à forme abortive, mais dans les derniers jours de septembre, le 123e, revenant des grandes manœuvres, sème en route quelques typhoïdes, et, à peine rentré dans ses casernes, envoie en quelques jours à l'hôpital 40 cas assez graves. L'épidémie dura quarante jours, atteignit 57 hommes, sur lesquels 5 sont des infirmiers attachés aux isolés. Il y eut 6 décès.

La période des grandes manœuvres avait été dure pour le régiment : parti en août pour le Midi, il avait eu à souffrir des ardeurs du soleil, avait même eu deux cas d'insolation. Au retour, il était épuisé par les fatigues. Aussi le médecin-chef de l'hôpital de La Rochelle a-t-il cru pouvoir écrire : « La cause de l'épidémie réside uniquement dans le surmenage ». C'est évidemment une des causes les plus favorables à l'infection.

En 1886 comme en 1885, on prit le soin d'éparpiller les hommes, d'occuper quelques baraques, de surveiller l'alimentation, de l'augmenter même, et, très rapidement, la fièvre typhoïde s'atténua, disparut.

L'épidémie de 1886 a été la dernière manifestation sérieuse de la fièvre typhoïde; des cas isolés graves ont été observés (2 à Saintes, 1 à Rochefort, et tous les 3 mortels), mais de tendance à la propagation, point.

Les saisons et les conditions atmosphériques ont-elles eu quelque influence sur les épidémies et la gravité des cas? Aucun des rapporteurs ne l'indique. Peut-être la saison d'automne est-elle plus favorable que les autres à la fièvre typhoïde, mais le problème étiologique est si compliqué déjà, que l'on ne songe à faire entrer en jeu ce nouvel élément.

Ce qui paraît évident, c'est que les épidémies se sont annoncées souvent par quelques cas précurseurs, ne se sont jamais éteintes subitement; quelques mois après, l'année suivante, l'affection se montrait encore avant de disparaître définitivement. Dans les dernières années surtout, on a remarqué qu'elle avait son cortège d'embarras gastriques fébriles, que l'on est convenu de regarder comme des formes abortives de la cruelle maladie. Elle a manifestement pour le jeune soldat une préférence particulière : trois fois sur quatre, d'après Termonia, elle a frappé les recrues.

Le moyen héroïque pour faire cesser les épidémies a été de mettre les hommes sous la tente ou dans des baraques, de les disséminer en un mot et de désinfecter avec un soin extrême l'habitation et la literie. L'abandon absolu du casernement de la Flotte à Ré, pendant plusieurs années, a été suivi de la cessation de toute épidémie dans l'île.

CHOLÉRA.

Sur cette affection qui répand la terreur, je suis condamné à être bref : je n'ai sous les yeux que des lettres annonçant son apparition à Rochefort, à La Rochelle, à

Saintes, en 1832, 1849 et 1854, mais point de statistique. Il y eut des décès nombreux en 1849 et 1854 ; depuis, le choléra se borna à faire peur.

MÉNINGITE CÉRÉBRO-SPINALE.

Cette autre affection, qui laisse dans une garnison des traces inoubliables de son passage, n'est aussi citée que pour mémoire. Elle fut sévère à Rochefort et à La Rochelle en 1838 ; les documents auxquels il est fait allusion ont disparu ; je n'ai trouvé que cette mention : « La Rochelle, 10 décès de 1838 à 1839 ». Le nombre des cas n'a pas dû être considérable, cette cruelle affection n'épargnant guère ceux qu'elle atteint ; à Rochefort, du 15 janvier au 8 février 1838, 6 hommes sur 7 atteints succombèrent ; ils appartenaient au 18e léger qui venait de Bayonne.

MALADIES SAISONNIÈRES.

a) *Maladie des voies respiratoires.* — Ce sont elles qui, avec la fièvre palustre, donnaient le plus de malades aux hôpitaux et aux infirmeries. Il me serait impossible de fournir des chiffres, de classer les affections d'après leur fréquence ou leur importance, les rapports se bornant d'ordinaire à mentionner la période où elles se manifestent sans indiquer toujours les méfaits causés.

Les angines, en février, janvier, novembre, avril, les bronchites en janvier, mars février, avril, décembre, sont communes, trop communes. Leur fréquence est parfois extrême, prend les proportions d'une épidémie, et alors l'affection est déguisée sous le nom de grippe. Je constate qu'on l'a fait souvent, en dehors des épidémies de 1837, 1847, 1860, qui sont signalées, sans que l'on ait indiqué que la grippe a un cortège de symptômes ou de complications graves et variées.

La pleurésie, plus fréquente que la pneumonie, semble bien être par excellence la maladie des périodes à transitions brusques de température. Mars, avril, juin, janvier, sont les mois les plus chargés, et il est rare, que, par année, il n'y ait pas en traitement à Saintes comme à La Rochelle de 8 à 14 pleurétiques. Dans le nombre, certainement, il est des tuberculeux; mais cette mauvaise qualité de l'épanchement échappe aux observateurs; ce qu'ils remarquent, c'est la ténacité, la fréquence et la nécessité de faire des ponctions, si l'on veut éviter une terminaison fatale. Je dois dire que ces considérations ne paraissent que dans les rapports récents; les disciples de Broussais ne mentionnent guère cette abondance de liquide dans les plèvres.

Il n'est pas un de nos camarades qui ne regarde aujourd'hui certaines pneumonies tout au moins comme l'écho d'une infection spéciale; néanmoins elles restent classées parmi les affections saisonnières et avec une apparence de raison, car elles débutent sous l'influence de modifications brusques de température. Ce que je note avec Termonia, c'est que ce n'est presque jamais par les froids constants que se manifeste l'inflammation du tissu pulmonaire. En 1876 et 1877, les pneumonies de l'année se développent dans le deuxième trimestre; en 1878, elles sont en mars, précédant de quelques semaines les pleurésies qui furent si nombreuses pendant le deuxième trimestre; en 1879, décembre a 1 cas, tandis que février et mars 1880 en ont 5. Voici à peu près l'ordre de fréquence par mois : mars, avril, janvier, mai, février.

La mort par pneumonie est plus ordinaire que la mort par pleurésie; mais comme le nombre des pleurétiques est le double des pneumoniques, ce sont les premiers qui grossissent le nécrologe de l'année.

Puisque beaucoup de nos anciens ont rangé la tuberculose parmi les maladies saisonnières, je suis bien contraint d'indiquer comment elle se comporte avec les conditions atmosphériques. D'après Termonia, le quatrième trimestre de l'année, puis le premier, sont infiniment redoutables pour les tuberculeux; les mois chauds de l'année leur sont cléments. C'est un peu la règle dans toutes les régions.

b) *Maladies des voies digestives.* — Certainement les saisons ont sur leur développement une influence manifeste. Je ne citerai qu'un des rapports de Termonia, tous les autres en étant la répétition exacte. « L'embarras gastrique, cette affection légère des voies digestives, souvent fébrile, accompagnée de perte d'appétit, de malaise, d'état saburral de la langue, prédomine dans la première moitié du trimestre d'été; en automne, c'est l'intestin qui est pris; octobre, septembre, août et juillet sont les mois qu'affectionne la diarrhée. La dysenterie s'y ajoute quelquefois, mais bénigne toujours, excepté lorsqu'elle règne épidémiquement. L'influence saisonnière est passagère et superficielle, ne laisse point, comme sur les voies respiratoires, une empreinte profonde et durable ». C'est montrer en peu de mots le point faible du climat girondin : il est dur aux voies respiratoires. « Ses côtes ne sont donc pas hospitalières aux poitrines délicates; l'air marin trop agité est pernicieux, » avait dit Maugis.

c) *Rhumatisme articulaire.* — Comme dans toutes les régions du littoral, le rhumatisme fait de nombreuses victimes : 1,2 p. 100 de l'effectif à La Rochelle, 1,7 à Saintes. « C'est à l'humidité et aux variations brusques de température que sont imputables les rhumatismes, les névralgies et divers autres états nerveux », écrivait Termonia; et, d'après Gils, « les rhumatismes s'accusent surtout à la fin de l'automne et dans les périodes pluvieuses de janvier et de février ».

Me voici arrivé au terme d'une analyse bien concise, bien sèche, et que j'ai le regret de ne présenter qu'en raccourci. Mais il était bien difficile de résumer en si peu de lignes les pensées, les sentiments de nos devanciers, de rendre la précision, la finesse de leurs aperçus. Pour me faire pardonner mes torts de rapporteur officieux et incomplet, je dois confesser l'impression dernière que m'ont laissée ces écrits si curieusement examinés. En réfléchissant à toutes ces observations si consciencieusement prises, je me reprends à croire aux influences du sec, de l'humide, du froid, du chaud, dont volontiers j'étais disposé à faire table rase; je reste persuadé que les causes de nos maladies ne sont pas simples. En un mot, il me paraît impossible d'admettre en etiologie pathologique des formules mathématiques. Les causes premières de la plupart de nos maladies infectieuses sont bien celles que la science nous révèle tous les jours, causes qui échappaient autrefois; mais elles ne sont que si tout consent, tout conspire en nous, autour de nous. Les infiniment petits ne deviennent virulents qu'à la faveur des causes secondes si bien décrites par nos camarades : encombrement, surmenage, mauvaise hygiène, etc. Lorsque par elles, dans une agglomération d'hommes, le terrain est préparé, le premier atteint emporte tout le reste, si les mesures hygiéniques ne modifient à la fois les airs, les eaux, les lieux et l'homme surtout, qui recèle et propage le mal. C'est ce qui ressort de tous ces documents. Leur étude ne fait donc pas connaître seulement les maladies propres à la région décrite, mais encore celles plus générales de nos armées.

Paris. — Imprimerie L. Baudoin et Cᵉ, 2, rue Christine.

www.ingramcontent.com/pod-product-compliance
Ingram Content Group UK Ltd.
Pitfield, Milton Keynes, MK11 3LW, UK
UKHW012259240726
13966UKWH00004B/1503

9 782012 884755